Parth Chhabria
Tejal Chhabria
Punit Mulchandani

Pedodontia forense

Parth Chhabria
Tejal Chhabria
Punit Mulchandani

Pedodontia forense

Aplicações da odontologia forense na odontopediatria

ScienciaScripts

Imprint

Cover image: www.ingimage.com

This book is a translation from the original published under ISBN 978-3-659-90708-1.

Publisher:
Sciencia Scripts
is a trademark of
Dodo Books Indian Ocean Ltd. and OmniScriptum S.R.L publishing group

120 High Road, East Finchley, London, N2 9ED, United Kingdom
Str. Armeneasca 28/1, office 1, Chisinau MD-2012, Republic of Moldova, Europe
Printed at: see last page
ISBN: 978-620-8-36284-3

RECONHECIMENTO

A graça de Deus Todo-Poderoso trouxe-me a esta conjuntura inefável da minha vida, onde posso olhar para trás com orgulho e registar as minhas realizações sob a forma desta dissertação. Ao mesmo tempo, a minha cabeça permanece inclinada com profundo respeito e profunda gratidão a todos aqueles que me apoiaram fielmente em cada passo que conduziu à realização do meu estudo.

Do fundo do meu coração, a primeira pessoa a quem devo o meu profundo sentido de gratidão, cumprimentos e profundo respeito é ao meu guia e mentor, Dr. Shantanu Choudhari, Professor e Diretor do Departamento de Pedodontia e Medicina Dentária Preventiva, Govt. É realmente um privilégio trabalhar sob a sua supervisão dinâmica. A sua orientação, cooperação e apoio constantes mantiveram-me sempre em frente. Através deste reconhecimento, quero expressar-lhe o meu mais profundo sentimento de apreço e aguardo com expetativa o seu apoio e encorajamento contínuos no futuro.

Agradeço ao Dr. Girish Parmar, Diretor do Govt. Dental College & Hospital, Ahmedabad, por ter disponibilizado todas as instalações necessárias.

Agradeço as valiosas sugestões e o apoio prestado pela Dra. Swati Goyal (Professora Assistente).

Estou grato aos meus professores seniores, Dr. Kunjal Patel, Dr. Jurmi Kothari, Dr. Zankhana Shah, Dr. Tej Yadav e Dr. Purva Butala, por terem estado sempre à disposição para me aconselhar e retificar muitos erros.

Estou grato aos meus amigos e colegas Dr. Jigyasha Saklecha e Dr. Khyati Abhangi.

Os meus sinceros agradecimentos aos meus superiores, Dra. Sweta Waghela, Dra. Bhargavi Patel, Dra. Chetana Patel, Dr. Haresh Vanza, Dr. Milind Prem e Dra. Rita Poptani, pela sua orientação e motivação durante os meus estudos de pós-graduação, sempre que precisei deles. Gostaria de estender a minha gratidão aos meus colegas Dr. Kinjal Vekariya, Dr. Sujith Gopalan e Dr. Jigna Vaghasiya pela sua ajuda e cooperação sempre que necessário.

Onde é que eu estaria sem a minha família! Os meus pais e a minha irmã merecem uma menção especial pelas suas bênçãos, apoio e orações inseparáveis.

Obrigado por me darem força para alcançar as estrelas e perseguir os meus sonhos. Formaram a minha visão da vida e ensinaram-me que para cada problema há uma solução.

Acima de tudo, devo a minha expressão de profunda gratidão a Deus Todo-Poderoso, a quem não me canso de dizer que me guiou e protegeu durante todo o processo, derramando sobre mim as suas melhores bênçãos, tornando assim este estudo numa experiência enriquecedora que será sempre acarinhada. Ofereço as minhas sinceras orações por todo o apoio e por me tornar uma pessoa mais forte,

Gostaria também de estender a minha gratidão ao Sr. Himil Shah, ao Dr. Punit Mulchandani, à Dra. Saloni Surti, ao Dr. Avinash Shrivastava, ao Dr. Nitin Garg, ao Dr. Aditya Narayanan, ao Dr. Ananth Narayanan, ao Dr. Kartheek Rachamshetty, ao Dr. Aman Sharma Parth Patel, a Rajvee Shah, ao Dr. Atul, ao Dr. Vishal, ao Dr. Vimal e a Timbudiya por terem estado sempre presentes ao longo desta jornada.

Obrigado, Senhor, por estares sempre ao meu lado.

Dr. Parth Chhabria

Índice

INTRODUÇÃO

DEFINIÇÃO

Forense deriva da palavra latina "forensis" que significa "perante o fórum", um local onde se discutem questões jurídicas.[1]

Medicina dentária forense ou odontologia forense: é definida como o ramo da medicina forense que, no interesse da justiça, se ocupa do tratamento e exame corretos das provas dentárias e da avaliação e apresentação adequadas dessas provas. Algumas das inovações neste domínio incluem o ADN e a odontologia, a cheiloscopia, a rugoscopia de marcas de mordedura e as impressões dentárias, que se ocupam da identificação de seres humanos.[2]

De acordo com a FDI, a medicina dentária forense é definida como um ramo da medicina dentária que, no interesse da justiça, se ocupa do tratamento e exame adequados das provas dentárias e da avaliação e representação adequadas dos resultados dentários.[3]

O Dr. Oscar Amoedo é considerado o pai da odontologia forense. Escreveu a sua primeira dissertação intitulada "L'ArtDentaire en Legale" em 1898. Este livro foi o primeiro texto completo sobre odontologia forense. Atualmente, a odontologia forense evoluiu como uma especialidade distinta que se baseia no conhecimento dos dentes e dos maxilares, da anatomia dentária, da histologia, da radiografia, da patologia, dos materiais dentários e das anomalias de desenvolvimento.[4]

A identificação forense é um trabalho de equipa multidisciplinar que envolve agentes da autoridade, antropólogos forenses, dentistas forenses, patologistas forenses, criminalistas, serologistas e outros especialistas. As equipas ajudam a estabelecer a identidade da doença, a causa da morte, os factores que contribuíram para a morte e a hora da morte.

A medicina dentária forense é a área legal da medicina dentária que analisa as provas dentárias no interesse da justiça. As provas dentárias têm sido recolhidas para a identificação de vítimas e suspeitos em catástrofes em massa, abusos e crimes organizados. As provas dentárias são exibidas na seguinte sequência no tribunal, ou seja, manuseamento correto, exame minucioso, avaliação perfeita e apresentação verdadeira.[5]

Foi formulada uma categorização de trabalho para a medicina dentária forense com base na relação de várias especialidades dentárias com a medicina dentária forense. Foi efectuada uma avaliação pormenorizada sobre a utilidade de nove especialidades dentárias com a medicina dentária forense para conhecer as implicações forenses de cada especialidade dentária individual e para fazer investigação na especialidade dentária de origem. Foi proposta uma codificação indiana simplificada para a identificação dentária forense.[6]

A odontopediatria é utilizada para a identificação de indivíduos e estudos de estimativa de idade e para o reconhecimento de maus-tratos a crianças.[7]

Um pedodontista pode também desempenhar um papel importante na avaliação de marcas de mordedura, lesões intra-orais e periorais, doenças e infecções, apontando para um caso suspeito de abuso ou negligência de crianças. Como os médicos têm conhecimentos e formação mínimos sobre saúde oral e lesões e doenças dentárias, podem ser incapazes de detetar os aspectos dentários dos maus tratos e da negligência de crianças, em comparação com os que envolvem outras partes do corpo[8]

De acordo com McDonald, a marca de mordedura é uma marca causada pelos dentes, isoladamente ou em combinação com outras peças bucais[9] . Estas marcas podem ser encontradas em tecidos lesionados ou em qualquer material não vivo, como artigos alimentares, hastes de cachimbo, lápis/canetas, etc.

Estão frequentemente associadas a lutas, agressões sexuais, abuso de crianças ou eventos desportivos. A investigação de marcas de dentadas inclui a recolha de provas da vítima e de provas do suspeito. Estas podem incluir impressões, fotografias, modelos e esfregaços de saliva. As fotografias estão entre as primeiras provas recolhidas, uma vez que não afectam outros testes, como a impressão ou o teste de esfregaço. A impressão da mordedura é registada utilizando material de polivinil siloxano imediatamente após a realização do teste de esfregaço.[10]

Há uma variedade de técnicas disponíveis na patologia forense, antropologia, odontologia e entomologia que podem ajudar a estabelecer a identidade do falecido, a causa da morte, os factores que contribuíram para a morte e o momento da morte.

A antropologia forense é a aplicação da ciência da antropologia física ao processo judicial. A aplicação de métodos comprovados de forma científica para recolher, processar, traduzir e utilizar provas digitais em cibercrimes é designada por informática forense. O ato de preparar dados digitais para a investigação de crimes é designado por ciber-forense.[7]

Existem três terminologias de idade:

1. A idade patológica representa a deterioração de muitos tecidos ao longo do tempo. Examinar a existência de alterações artríticas na articulação temporomandibular (ATM), desgaste por atrito dos dentes, transparência da dentina radicular.

2. A idade fisiológica representa alterações naturais ou esperadas, como o desenvolvimento de raízes (fecho apical).

3. A idade cronológica é o tempo decorrido desde o nascimento até à morte.

A aplicação da odontologia, odontostomatologia ou medicina dentária aos problemas forenses é reconhecida há quase meio século. Qualquer que seja a terminologia utilizada, a disciplina é definida como "o ramo da medicina legal que, no interesse da justiça, se ocupa da avaliação e apresentação corretas dos achados dentários".

Exige que um perito dentário formado trate e examine qualquer prova dentária com o grau de precisão que as autoridades responsáveis pela aplicação da lei e a profissão jurídica esperam e aplique os seus conhecimentos e experiência adicionais a objectivos que diferem consideravelmente da educação dentária convencional e da prática rotineira da medicina dentária. O âmbito desta especialidade forense tem-se alargado consideravelmente ao longo dos anos devido à utilização crescente de métodos dentários de identificação em circunstâncias que impedem os meios visuais de reconhecimento habituais e em situações em que não são aplicáveis outros métodos de identificação.

O interesse crescente pelo tema promoveu a vontade de realizar investigações para responder aos diferentes problemas encontrados, embora muitos considerem que o tema ainda se encontra no estado da arte e não da ciência.

O valor dos métodos dentários de identificação depende do facto de os tecidos dentários duros e as restaurações dentárias tenderem a ser extremamente resistentes ao fogo, aos traumatismos e à imersão - o que não acontece com o resto do corpo - e de os tecidos dentários duros poderem permanecer intactos muito depois de o resto do corpo ter sido destruído.[11]

Os maus tratos a crianças são classificados em 4 tipos: maus tratos físicos, maus tratos sexuais, maus tratos emocionais e negligência. Outros tipos de abuso de crianças incluem a exploração infantil ou o emprego de crianças menores de idade para fins comerciais, ignorando o seu desenvolvimento físico, mental e social.

Os maus tratos físicos podem provocar lesões na face, na cabeça e no pescoço. Também podem ocorrer lesões acidentais na cavidade oral em resultado de maus-tratos físicos. Um dentista deve ter os conhecimentos necessários para diferenciar os maus-tratos físicos de outros tipos de maus-tratos, observando a história, as lesões múltiplas e as fases de cicatrização.

O abuso sexual pode ser definido como qualquer ato sexual praticado entre uma criança e uma pessoa mais velha. O ato só é classificado como abuso sexual se a pessoa que o pratica for o cuidador, um membro da família, pai, mãe, ama ou professor, em casa da criança ou no exterior. A agressão sexual é quando este tipo de ato é praticado por um estranho.

As lesões causadas por maus-tratos a crianças incluem fratura dentária, avulsão, lesão por luxação, laceração do frénulo, hematomas labiais, fracturas da maxila e da mandíbula.

De acordo com a Academia Americana de Odontopediatria, a negligência dentária é definida como a "incapacidade deliberada dos pais ou tutores de procurar e seguir o tratamento necessário para assegurar um nível de saúde oral essencial para uma função adequada e a ausência de dor e infeção[3] ."

Espera-se que o dentista esteja ciente dos vários factores e que mantenha um registo atualizado após a avaliação clínica da criança. Os registos devem incluir não só as lesões cariosas e a dor orofacial não tratada, mas também a placa dentária existente e o sangramento gengival.

As caraterísticas reconhecíveis da negligência dentária reflectem determinados factores, como o atraso na procura de tratamento dentário para traumatismos significativos, a não conclusão do tratamento recomendado e a deterioração da saúde oral da criança.

Verifica-se geralmente que a violência na família ou qualquer história anterior de violência tem um grande impacto na criança. Outro fator que influencia a probabilidade de negligência dentária é o número de educadores na família. Verifica-se também que as crianças que pertencem a famílias monoparentais correm um maior risco de serem negligenciadas do que as crianças que pertencem a famílias biparentais. A razão prende-se com o facto de os pais solteiros poderem não ter os recursos necessários, ou seja, tempo e dinheiro, para se dedicarem aos cuidados de saúde dos seus filhos.

Os anos de formação de uma criança desempenham um papel muito importante na sua vida. Qualquer tipo de maus tratos durante estes anos conduz a perturbações no desenvolvimento do córtex cerebral e do sistema límbico da criança, contribuindo para problemas cognitivos, psicológicos, académicos e de relacionamento que podem persistir na idade adulta

O abuso ou a negligência podem apresentar-se à equipa dentária de várias formas diferentes:

A) Através de uma alegação direta feita pela criança, por um dos pais ou por qualquer outra pessoa

B) Através de sinais e sintomas sugestivos de abuso físico ou negligência

C) Através de observações do comportamento da criança ou da interação entre pais e filhos.

Um progenitor só pode ser considerado negligente depois de ter sido devidamente avisado por um profissional de saúde sobre a extensão e a natureza do estado do seu filho, o tratamento de que este iria necessitar e o acesso adequado ao tratamento e, no entanto, os pais parecem não se aperceber da gravidade da situação.[8]

Estas propriedades têm sido bem utilizadas em relação a um número crescente de desastres aéreos e a casos isolados de identificação de mortes resultantes de actos criminosos. O artigo 6.º da Declaração Universal dos Direitos do Homem das Nações Unidas, publicada em 1948, afirma que "toda a pessoa tem direito a ser, em todos os lugares, reconhecida como pessoa perante a lei". Isto implica que o cidadão de um Estado membro das Nações Unidas tem o direito "de possuir a sua identidade pessoal inquestionável mesmo depois da morte", e o artigo prescreve que a identificação dos mortos deve ser efectuada sempre que possível. Por conseguinte, este capítulo aplica-se tanto a crianças e menores como a adultos e há aspectos específicos dos métodos de identificação dentária que são aplicáveis a determinados grupos etários.[11]

HISTÓRIA

O caso da identificação dentária foi registado pela primeira vez em 1453, num jovem de 80 anos, John Talbot.[13]

O Dr. Paul Revere foi o primeiro odontologista forense. Encontrou o corpo do Dr. Joseph Warren em 1775 através de pontes de prata e marfim que tinha feito há dois anos.

A primeira prova dentária foi utilizada no caso Webster-Parkman no Tribunal dos EUA. Fragmentos carbonizados de dentes minerais fundidos em ouro foram identificados no Dr. Nathan Parkman, o que levou ao enforcamento.[14]

Dr. Webster. L'Art Dentaire en Medicine Legale foi a primeira dissertação sobre odontologia forense escrita pelo Dr. Oscar Amoedo em 1898. [15]

O Dr. Oscar é considerado o pai da odontologia forense. As marcas de dentadas foram utilizadas como prova em 1937 numa pessoa.[16]

ChantillyWelty e Glasgow, em 1946, criaram um sistema informático que permitia classificar dados dentários de 500 cartões em 1 minuto.

Kieser-Nielsen avaliou matematicamente a singularidade dos dentes.[17]

Vale et al. (1976) indicaram 6 posições possíveis de cada dente para demonstrar a individualidade.

Sogannaes et al. (1982) demonstraram a singularidade das marcas de mordedura mesmo em gémeos idênticos, através de uma comparação por computador.

Sweet e Pretty consideraram que o tamanho, a forma e o padrão dos bordos incisais ou de mordida dos dentes anteriores superiores e inferiores são específicos de cada indivíduo.

A análise de uma cassete de vídeo de provas de marcas de dentadas foi apresentada num tribunal da Califórnia.

David et al. utilizaram a microscopia eletrónica de varrimento na análise de marcas de dentadas.[18,19]

GRANDES DOMÍNIOS DA ODONTOLOGIA FORENSE

A odontologia forense é um domínio especializado da medicina dentária relacionado com problemas jurídicos. É um dos ramos da medicina legal e da ciência forense que mais rapidamente se está a desenvolver. Este ramo dá imensa importância às provas dentárias para a identificação de vítimas e suspeitos em catástrofes em massa, abusos e crimes organizados.[20]

Esta especialidade relativamente pequena dentro das ciências forenses tem sido utilizada há muitos anos, principalmente na área do estabelecimento da identidade. A odontologia forense pode ser definida de várias formas. A Federation Dentaire Internationale (FDI) define a odontologia forense como o ramo da medicina dentária que, no interesse da justiça, se ocupa do manuseamento e exame corretos das provas dentárias e da avaliação e apresentação adequadas dos resultados dentários.

Segundo a American Society of Forensic Odontology, a odontologia forense é, por definição, a aplicação da ciência dentária ao direito, ou seja, a utilização de provas dentárias no interesse da justiça. Com base nos principais domínios de atividade, a Avon classificou a odontologia forense em

1. Civil
2. Penal e
3. Investigação.[21]

O elemento civil inclui:

(A) Identificação dos restos mortais de um indivíduo quando a morte não se deve a circunstâncias suspeitas. Inclui estudos reconstrutivos e comparativos.

(B) Identificação de vítimas em catástrofes naturais e noutras catástrofes de massa que envolvam deslocações por terra, mar e ar e outras devidas a incêndios e destruição de edifícios. Estas dependem também da reconstrução e de comparações.

(C) Identificação de pessoas vivas devido a perda de memória ou coma.

(D) Aspectos da negligência, incluindo a fraude, que podem conduzir a acções penais.

(E) Negligência - que também pode dar origem a uma investigação criminal.

O domínio civil diz respeito às catástrofes de massa, como os acidentes aéreos, os terramotos ou os acidentes ferroviários, que exigem a identificação das vítimas em estado avançado de destruição física. Também se ocupa da negligência e dos diferentes tipos de fraude e negligência, em que se pode pedir indemnização. Ocupa-se igualmente da avaliação da idade de indivíduos, como nos casos de casamentos de adolescentes na ausência de qualquer documento de nascimento e no caso de vítimas de acidentes que sofrem de amnésia e que podem ter de ser identificadas.

As responsabilidades criminais incluem:

(A) A identificação de indivíduos a partir de estudos reconstrutivos e comparativos dos dentes, quer em vivos quer em mortos.

(B) O estudo das marcas de dentadas:

(1) Agentes que produzem marcas de dentadas e marcas de dentes:

(i) Humanos - adultos e crianças.
(ii) Animais.
(iii) Mecânica.

(2) Materiais e substâncias que apresentam marcas de dentes:

(i) Pele e tecidos do corpo.
(ii) Produtos alimentares.
(iii) Outros materiais e substâncias

O domínio penal diz respeito à identificação de pessoas apenas a partir dos seus restos dentários em casos de homicídio, violação ou suicídio, através da análise de marcas de mordida, rugoscopia palatina e cheiloscopia. Finalmente, o domínio da investigação é consagrado à formação em odontologia forense dos profissionais médicos e dentários. A utilização da identificação dentária aparece em casos dispersos ao longo da história registada e podem ter sido utilizadas formas primitivas de identificação dentária nos tempos pré-históricos.

De acordo com o antigo testamento da Bíblia, Adão foi convencido por Eva a colocar um "bitemark" na maçã. Esta foi a primeira prova de bitemark registada na história da humanidade. O falecido Presidente do Paquistão, General Zia-ul-Haq, morreu no ano de 1988 num acidente de avião devido a uma explosão. Foi identificado pela sua dentição. O falecido primeiro-ministro indiano, Sr. Rajiv Gandhi, foi assassinado num ataque terrorista em 1991 e também foi identificado a partir da sua dentição.[22] O tecido dentário é frequentemente preservado indefinidamente após a morte. Deve ser efectuado um levantamento completo da dentição utilizando o sistema FDI ou qualquer outra nomenclatura. Deve ser avaliado o tipo de dentição (permanente ou decídua) e as superfícies dos dentes envolvidos.

Os dentes, os tecidos periodontais e as caraterísticas anatómicas normais são avaliados na identificação dentária comparativa. Os odontogramas (descrição pictórica simbólica da dentição) formam um esboço básico para comparar as caraterísticas dentárias ao nível mais simples.1 A ciência da análise de marcas de mordedura é uma área vital na odontologia forense e tem sido fundamental nas investigações criminais de casos de homicídio, agressão sexual e abuso.[23] O método mais comum utilizado para documentar e preservar provas de marcas de dentadas é a fotografia.

O local da mordedura deve ser fotografado utilizando fotografia convencional e seguindo as diretrizes descritas nas diretrizes de análise de marcas de mordedura da ABFO (American Board of Forensic Odontology). A ABFO desenvolveu uma escala (escala ABFO n.º 2) para comparar marcas de dentadas. As marcas de mordedura também podem ser interpretadas através de radiografia de tecidos moles. Esta tem a vantagem de penetrar no tecido, revelando assim danos que podem não ser observados na abordagem fotográfica.

A xeroradiografia, a radiografia com contraste e as sobreposições também podem acrescentar informações valiosas e devem ser consideradas como um complemento aos procedimentos fotográficos padrão. A dentição humana é influenciada por factores genéticos e factores ambientais que determinam a posição dos dentes na arcada. O dentista na prática observa a individualidade da dentição humana, mas não existe uma base de dados que expresse quantitativamente esta singularidade da dentição humana. É necessária mais investigação para averiguar a precisão e fiabilidade das marcas de mordida em odontologia forense. A avaliação da idade utilizando os dentes constitui o guia mais fiável no processo de identificação.[24]

São utilizados vários métodos, incluindo o método visual, o método radiográfico, o método histológico e a análise física e química. A sequência de erupção, a formação de linhas neonatais, as linhas incrementais de Retzius, o gráfico de Schour e Massler (para estimar a idade dentária na dentição em desenvolvimento) e o método de Gustafson são parâmetros importantes na estimativa da idade. Gustafson estudou as alterações que ocorrem em dentes individuais e conseguiu estimar a idade com alguma exatidão.

Utilizou as alterações dentárias relacionadas com o envelhecimento, nomeadamente a atrição, a migração apical do ligamento periodontal, a deposição de dentina secundária, a oposição cementária, a reabsorção radicular e a transparência da dentina radicular. A odontologia forense engloba todas as especialidades dentárias.

Por conseguinte, é quase impossível separar este ramo de outras especialidades dentárias. A valorização do campo forense deve dar ao clínico dentário mais uma razão para manter registos legíveis e legalmente aceitáveis e ajudar as autoridades legais na identificação de vítimas e suspeitos.

O odontologista forense deve ter um vasto conhecimento da medicina dentária geral, abrangendo todas as especialidades dentárias, e deve ter um conhecimento básico do papel do patologista forense e dos métodos utilizados na autópsia. Infelizmente, na Índia, provavelmente devido à falta de uma sensibilização adequada.[25]

PAPEL DO PEDODONTISTA NA MEDICINA LEGAL

A Odontopediatria é a especialidade dentária que se ocupa do tratamento das doenças dentárias das crianças. Esta especialidade é utilizada para a identificação de indivíduos através da interpretação visual, clínica e radiográfica de dentes sãos e com cáries, da sequência de erupção dos dentes, da sequência de queda dos dentes, da calcificação e maturação dos dentes, da fratura dos dentes, da terapia de canais radiculares, do tipo de restaurações e restaurações dentárias, dos selantes de fossas e fissuras, dos aparelhos, das patologias orais e maxilofaciais e síndromes associadas e das lesões dos dentes e do exame das marcas dentárias.[26]

Tal como nenhum dedo é idêntico, nem duas bocas nem dois dentes são exatamente idênticos. Gustafson (1962) sugere que o papel da odontologia na ciência forense para a identificação de seres humanos só surgiu no final do século XIX.[27]

O dentista desempenha um papel importante na identificação das vítimas. O dente é único e resistente à destruição. É uma pedra angular na identificação positiva de pessoas em função das caraterísticas dos dentes e do maxilar. Um registo antemortem e postmortem facilita o processo de identificação.[28]

Uma vez que os traumatismos dentários são frequentes nas crianças devido a acidentes, desportos e maus-tratos, um pedodontista deve ter conhecimentos de medicina dentária forense para registar corretamente os resultados, a fim de ajudar na investigação dos agentes judiciais.[5]

Os odontologistas forenses devem conhecer os aspectos legais das investigações. Assim, o papel do pedodontista consiste em identificar visualmente ou por outros meios as crianças vítimas.

Forensic aspect of pediatric dentistry
A) Identification
Sound teeth and caries involved teeth
Eruption sequence of teeth
a) Deciduous dentition
b) Mixed dentition
c) Permanent dentition
Shedding sequence of deciduous teeth
Tooth calcification and maturation
Fractures of teeth
Root canal therapy
a) Pulpectomy
b) Pulpotomy
c) Apexification
Type of dental restorations
a) Amalgam
b) Esthetic (glass ionomer, composite)
c) Interim restoration
Dental crowns and bridges
a) Metallic
i) Full coverage (stainless steel)
ii) Nonfull coverage
b) Nonmetallic
i) Full coverage
ii) Nonfull coverage
iii) Laminates/veneers
Pit and fissure sealants
Appliances
a) Orthodontic appliances
b) Space maintainers
Oral and maxillofacial pathologies and associated syndromes
Injuries of teeth and tooth mark examination
B) Age estimation
Eruption sequence
Schour and Massler chart
Demirjian's method using dental maturation chart
Cameriere's method
Moorrees method
Nolla's stages of calcification
C) Recognizing child abuse
Injuries of teeth and tooth mark examination

Figura - Aspectos forenses da pediatria

Dentes sãos e dentes com cáries

Os dentes sãos e os dentes com cáries podem ser interpretados clínica, visual e radiograficamente, o que pode ajudar na identificação individual a partir dos registos dentários obtidos junto do dentista.

Sequência de erupção dos dentes

A sequência de erupção dos dentes é geralmente calibrada a partir da dentição decídua, da dentição mista e da dentição permanente. A sequência de erupção dos dentes varia entre os vários grupos étnicos, o que ficou evidente num estudo realizado em crianças em idade escolar.[29]

Na cavidade oral, os distúrbios de erupção dos dentes manifestam-se como erupção prematura (dentes natais e neonatais) e erupção retardada devido a determinadas condições sistémicas.[30] Os distúrbios de erupção dos dentes podem apresentar-se como uma falha primária de erupção, dentes ectopicamente erupcionados e dentes impactados.[31]

Sequência de queda dos dentes decíduos

A sequência de queda dos dentes decíduos manifesta-se clinicamente como variantes atrasadas e prematuras devido a certas condições sistémicas. Mais recentemente, foi relatado um caso de displasia cleidocraniana com retenção de dentes decíduos numa rapariga de 15 anos.[32]

Calcificação e maturação dos dentes

A calcificação dos dentes e a maturidade dentária são avaliadas através de radiografias da dentição em desenvolvimento. A avaliação do desenvolvimento dentário a partir de radiografias foi efectuada por Demirjian (mineralização dos dentes em 8 estádios), Nolla (mineralização dos dentes em 10 estádios) e Moorrees (mineralização dos dentes em 14 estádios) com desenhos completos.[33] Há escassez de informação relacionada com o método de Moorrees na maturação dentária na população indiana.

Fracturas dos dentes

As fracturas dos dentes incluem fracturas da coroa, fracturas da raiz e uma combinação de fracturas da coroa e da raiz, que são avaliadas por radiografias. Num estudo realizado sobre a incidência de fracturas em crianças de 4-6 anos de idade em idade escolar na cidade de Gulbarga, na Índia, verificou-se que a prevalência de lesões dentárias traumáticas nas crianças de 5 anos de idade era mais elevada do que nas crianças de 4 e 6 anos de idade.[34]

Num estudo recente sobre a prevalência e a etiologia das lesões traumáticas dos dentes anteriores em crianças de 5 a 8 anos de idade, na cidade de Mathura, na Índia, verificou-se que os homens sofreram mais lesões traumáticas do que as mulheres, com um rácio de 1,8:1.[35]

Terapia do canal radicular

Na população pediátrica, a terapia de canais radiculares inclui a apexificação, a pulpotomia e a pulpectomia. A morfologia do canal radicular e da câmara pulpar e do canal radicular (tamanho, forma e número) de um dente tratado endodonticamente pode ser avaliada radiograficamente, e será diferente individualmente.[36]

A avaliação das dimensões da câmara pulpar de molares primários, tais como a distância entre a ponta da cúspide e o teto da câmara pulpar (4 mm), a distância entre o pavimento pulpar e a furca (1,7 mm) e a altura média da câmara pulpar (2-3 mm) são estudadas a partir de radiografias bitewing.[37]

As variantes anatómicas anómalas, como o primeiro molar mandibular primário de raiz única, o radix entomolaris e o radix paramolaris, também podem existir na dentição primária.[38,39]

Tipo de restaurações dentárias

O tipo de restaurações dentárias na população pediátrica inclui restaurações de amálgama convencionais, restaurações estéticas e restaurações provisórias. A interpretação radiográfica das restaurações individuais ajudará na identificação.[40]

Sem dúvida, os indivíduos com restaurações numerosas e complexas são frequentemente mais fáceis de identificar utilizando a medição da condutância eléctrica, a transiluminação de fibra ótica, o dispositivo quantitativo de fluorescência induzida por laser e o DIAGNOdent do que os indivíduos com poucas ou nenhumas restaurações.[41]

As restaurações desempenham um papel importante para ajudar no processo de identificação, uma vez que os vários materiais de restauração têm uma resistência variável a temperaturas elevadas.[42]

Coroas e pontes dentárias

Os indivíduos são identificados a partir de coroas e pontes dentárias fabricadas nos dentes por visualização radiográfica. As coroas dentárias incluem coroas metálicas (cobertura total, aço inoxidável, cobertura não total), não metálicas (cobertura total, cobertura não total) e laminados ou facetas.

Selantes de fossas e fissuras

Os indivíduos são identificados a partir de selantes de fossas e fissuras aplicados em dentes propensos a cáries. Os materiais de selagem de fossas e fissuras são categorizados como materiais de ionómero de vidro e materiais à base de resina. Os materiais à base de resina com adições recentes incluem o selante de fossas e fissuras colocado após o agente de ligação de sexta geração (ADPER PROMT), o selante de fossas e fissuras colocado após o agente de ligação de sétima geração (OPTIBOND) e o selante de fossas e fissuras colocado após o agente de ligação de oitava geração (FUTURA BOND DUAL CURE).[43]

Electrodomésticos

Os indivíduos são identificados a partir de aparelhos fabricados nos dentes. Os aparelhos incluem aparelhos ortodônticos (aparelhos ortodônticos fixos, aparelhos ortodônticos removíveis, aparelhos para quebrar hábitos (crib palatal e tela oral), aparelhos miofuncionais e mantenedores de espaço (banda e laço convencionais, banda pré-fabricada com laço feito à medida e resinas compostas reforçadas com fibra de vidro, como Ribbond e Everstick).[44]

Patologias orais e maxilofaciais com síndromes associadas

Os indivíduos são identificados a partir de patologias orais e maxilofaciais com síndromes associadas. As patologias orais e maxilofaciais incluem.

(a) perturbações do desenvolvimento dos dentes e dos maxilares,

(b) alterações regressivas dos dentes,

(c) tumores e quistos da cavidade oral,

(d) lesões da mucosa da cavidade oral,

(e) patologia das glândulas salivares,

(f) lesões reactivas da cavidade oral, e

(g) manifestações orais de doenças sistémicas e doenças orais comuns, tais como gengivostomatite herpética e gengivostomatite ulcerativa necrosante aguda.

Lesões dos dentes e exame das marcas dos dentes

Os indivíduos podem ser identificados a partir de lesões traumáticas dos dentes com base na classificação de Ellis e no exame de marcas dentárias em casos suspeitos de abuso de crianças.

Estimativa de idade

A odontopediatria também é utilizada para estudos de estimativa de idade que incluem a sequência de erupção, a tabela de Schour e Massler, o método de Cameriere, o método de Moorrees, o método de Demirjian utilizando a tabela de maturação dentária e as fases de calcificação de Nolla.[27]

Reconhecer o abuso de crianças

A odontopediatria também desempenha um papel importante no reconhecimento do abuso infantil, que se apresenta clinicamente como abuso físico, negligência, abuso sexual e abuso emocional.

O dentista deve adquirir conhecimentos adequados sobre o exame clínico de casos suspeitos de abuso infantil apresentados clinicamente como abuso sexual.[45] Num estudo recente realizado sobre o papel do dentista na deteção de abuso infantil na Índia, verificou-se que os dentistas estavam hesitantes e desconheciam a autoridade adequada para denunciar o caso, pelo que se deve dar ênfase a uma maior sensibilização neste aspeto[46]

A categorização dos tecidos duros (lesões traumáticas dos dentes com base na classificação de Ellis) e o exame pormenorizado das marcas dentárias são efectuados em casos suspeitos de abuso de crianças. As marcas de dentes podem aparecer na pele como hemorragia, contusão, laceração, incisão e avulsão.[4]

PROTOCOLO DE AUTÓPSIA ORAL

A identificação de indivíduos em catástrofes em massa e também a localização de restos mortais humanos não identificados são desafios para a equipa de investigação. O dentista forense desempenha um papel importante na identificação, especialmente em catástrofes em massa.[47]

A identificação com base em informações dentárias é um procedimento altamente eficiente, fiável e rápido. Atualmente, a medicina dentária forense desempenha um papel importante na investigação forense e na identificação de seres humanos em todo o mundo. Quer se trate de um desastre provocado pelo homem ou de um desastre natural, as informações importantes obtidas contribuem para a identificação de vítimas de desastres em massa e de homicídios.[48]

Pode ser conseguido através da forma e posição dos dentes, restaurações, má oclusão, anomalias nos dentes, etc., que tornam cada dentição única. Também pode orientar o agente de investigação em casos de homicídio, estabelecendo a identidade dos criminosos.[49]

Normalmente, o dentista forense participa no estabelecimento da idade, na determinação do sexo e da raça dos cadáveres ou dos restos de esqueletos, no fabrico de modelos para a rugoscopia, no exame das marcas de mordedura e na avaliação dos traumatismos faciais, especialmente em casos de abuso de crianças.[50]

O dentista forense é também responsável pela realização de exames radiológicos e registos dentários post-mortem.[51] Os problemas comuns que uma equipa forense enfrenta durante a identificação são o mau estado de conservação dos corpos não identificados e a presença incompleta de restos mortais, o que pode atrasar o processo de identificação.

Descrição do procedimento

Deve ser obtido o consentimento do médico legista e do agente de investigação para a realização de uma autópsia oral, após explicação de todo o procedimento. Este procedimento de autópsia oral é mais simples, mais rápido e preserva a configuração facial, o que pode ajudar no reconhecimento visual dos restos mortais pelos familiares e outras pessoas interessadas. O procedimento inclui: - São necessários registos fotográficos antes do procedimento

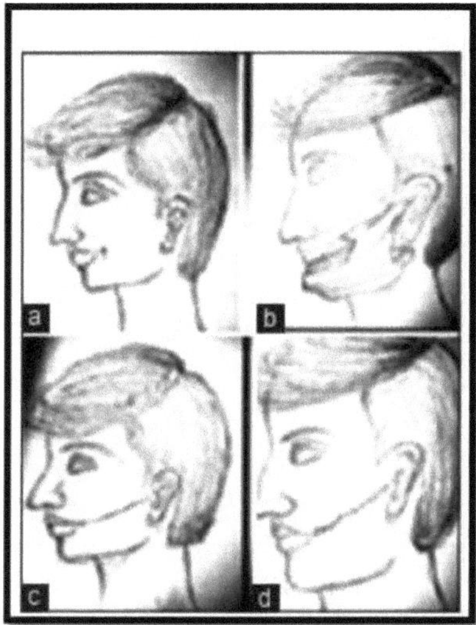

Figura-1: ketch de procedimento

(a) Antes da autópsia

(b) Incisão do ângulo da boca até ao trago da orelha

(c) Refletir a aba

(d) Após a sutura

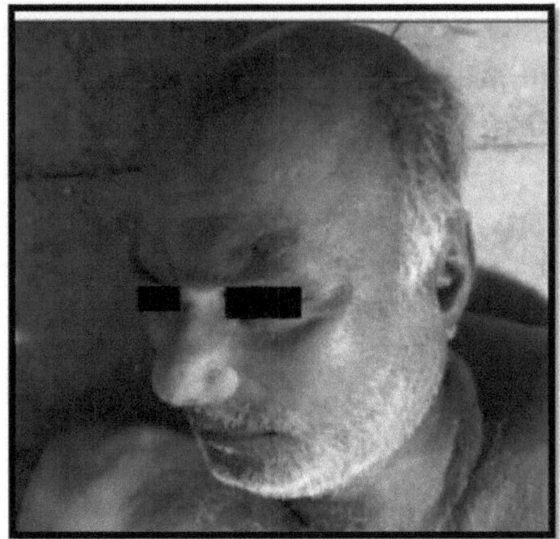

Figura-2: Antes da autópsia

- A incisão deve ser efectuada desde o ângulo da boca até ao trago da orelha em ambos os lados

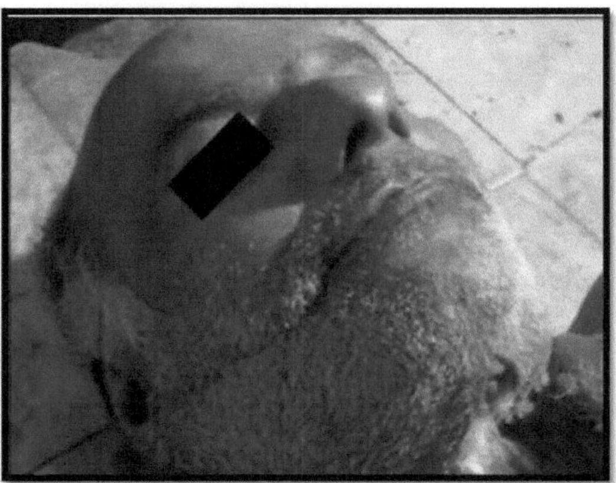

Figura-3: Antes da autópsia

- Uma dobragem cuidadosa dos tecidos dos lábios e das bochechas

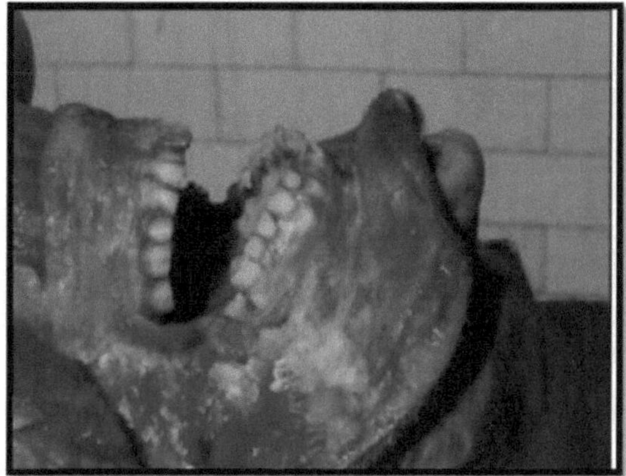

Figura-4: Durante o procedimento, acesso a

- Seccionamento dos músculos e do ligamento capsular da articulação temporomandibular - Abertura da cavidade oral por tração permitindo a visualização das arcadas dentárias inferior e superior.

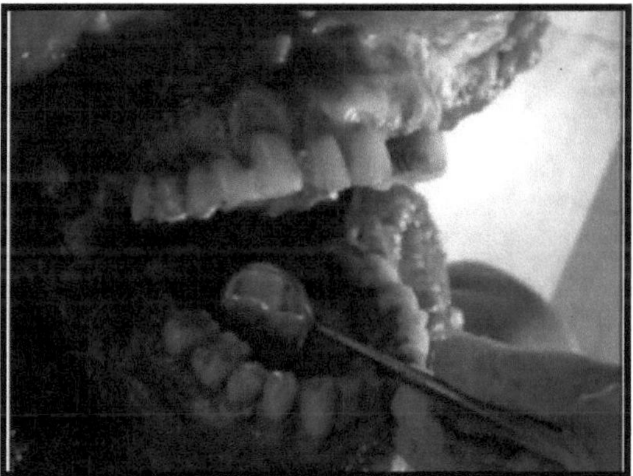

Figura-5: Exame da cavidade oral

- Obtenção dos registos fotográficos do processo

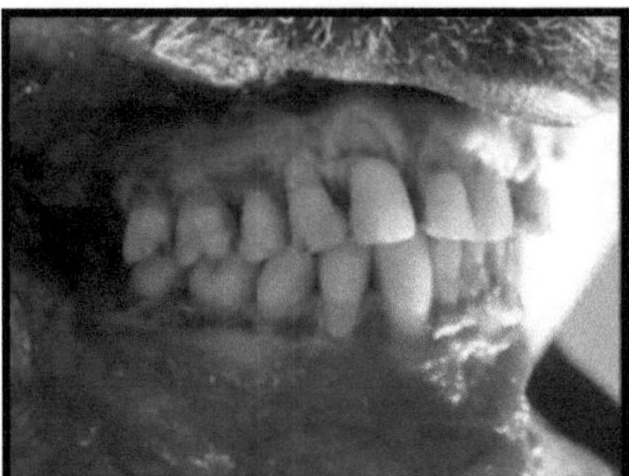

Figura-6: Oclusão em posição fechada

- Remoção de próteses, aparelhos ortodônticos e ortopédicos, bem como de qualquer objeto estranho se presente na boca
- Registo da boca na ficha dentária post-mortem
- Descrição das anomalias de forma, posição e tamanho dos dentes
- Tirar fotografias adequadas para comparar com os registos ante mortem.

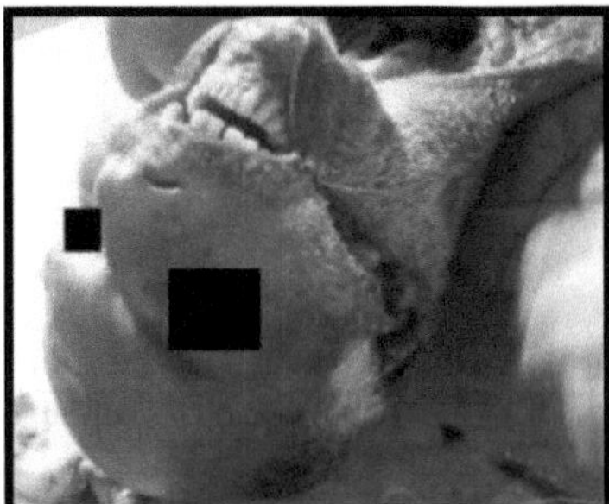

Figura-7: Sutura

MÉTODOS DE IDENTIFICAÇÃO EM MEDICINA DENTÁRIA FORENSE

A medicina dentária forense é o ramo da medicina dentária que lida com os aspectos legais das práticas e tratamentos dentários profissionais, com especial ênfase na utilização de registos dentários para identificar vítimas de crimes ou acidentes. A medicina dentária forense desempenha um papel importante em catástrofes em massa (ataques terroristas, terramotos, tsunamis), maus tratos a crianças/idosos/cônjuges, análise de marcas de dentadas, mortes e lesões criminais/naturais, bioterrorismo, etc., e ajuda também na identificação de corpos decompostos e carbonizados, como os de pessoas afogadas, queimadas e vítimas de acidentes de viação. Os diferentes métodos utilizados na medicina dentária forense incluem a análise de marcas de mordedura, impressões dentárias, rugoscopia, cheiloscopia, análise do ADN dentário, radiografias, estudo fotográfico, etc

RUGOSCOPIA

O estudo do palato em geral é designado por Palatoscopia e o estudo dos padrões dos sulcos e cristas (rugas) do palato para identificar padrões individuais é designado por Rugoscopia.[52]

As rugas palatinas são constituídas por cerca de três a sete cristas que irradiam tangencialmente a partir da papila incisiva. Venegas et al determinaram a forma, o tamanho, o número e a posição das rugas palatinas. A forma mais prevalente das rugas palatinas foi a sinuosa, seguida da curva, linha, ponto e variedades polimórficas.

As rugas palatinas que eram maiores eram as sinuosas. O padrão destas rugas é considerado único para um indivíduo e pode ser usado como método fiável em casos post-mortem. As deficiências na aplicação da rugoscopia como uma ferramenta definitiva na odontologia forense são muitas.

A identificação post-mortem não é possível sem os registos antemortem. Para dar à rugoscopia essa importância, é essencial o registo prévio, a digitalização e a preservação através de moldes dentários e registos informáticos. Kapali et al.3 observaram que o desgaste da dentadura, o mau posicionamento dos dentes e a patologia palatina podem causar alterações no padrão das rugas.[53]

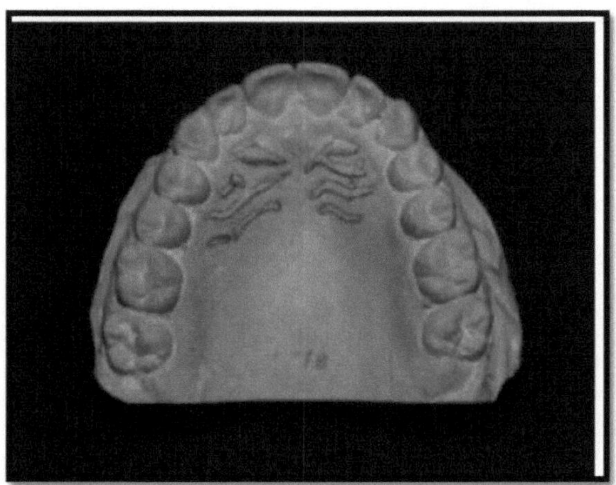

Figura-8: Rugoscopia

Thomas e kotz[54] concluíram, com base nos seus estudos, que os diferentes padrões de rugas são determinados geneticamente e, por isso, podem ser mais utilizados na diferenciação de populações do que na identificação individual. As rugas palatinas são frequentemente destruídas em casos de acidentes com fogo e em casos de decomposição, pelo que a rugoscopia não tem aplicação após este período estipulado.[55]

A classificação das rugas palatinas baseia-se na análise de moldes efectuada por Lysell. O padrão das rugas foi classificado com base no seu comprimento, forma, direção e unificação.

Com base no comprimento como:

A. Primário: - 5 mm ou mais

B. Secundário: - 3 a 5 mm

C. Fragmentário: - 2 a 3 mm

D. As rugas com menos de 2 mm não foram consideradas

Com base na sua forma como:

A. Curvas: Tinham uma forma crescente e curvavam-se suavemente.

B. Ondulado: ligeira curvatura na origem ou na terminação de rugas curvas,

C. Diretos: Corriam diretamente da origem para o fim.

D. Circular: Rugas que formam um anel contínuo e definido.

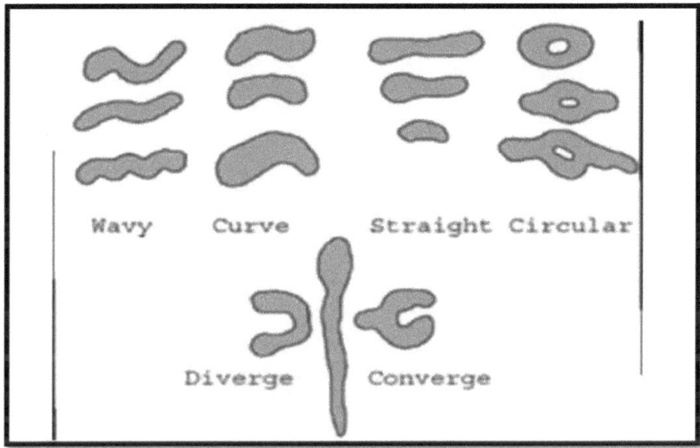

Figura-9: Padrões nas rugas

A direção das rugas foi determinada medindo o ângulo formado pela linha que une a sua origem e a sua terminação e a linha perpendicular à rafe mediana.

A unificação ocorre quando duas rugas são unidas na sua origem ou terminação. As rugas palatinas são únicas para cada indivíduo e não são alteradas pelo calor, produtos químicos ou outras condições extremas. Isto deve-se à sua posição interna na cavidade oral e ao isolamento das almofadas de gordura bucal e da língua. Não ocorrem alterações nas rugas (exceto no comprimento) depois de formadas.

IMPRESSÕES LABIAIS (CHEILOSCOPIA).

As impressões labiais são linhas e fissuras normais, sob a forma de rugas e sulcos, presentes na zona de transição do lábio humano, entre a mucosa labial interna e a pele externa, cujo exame é conhecido como cheiloscopia. 6[5]

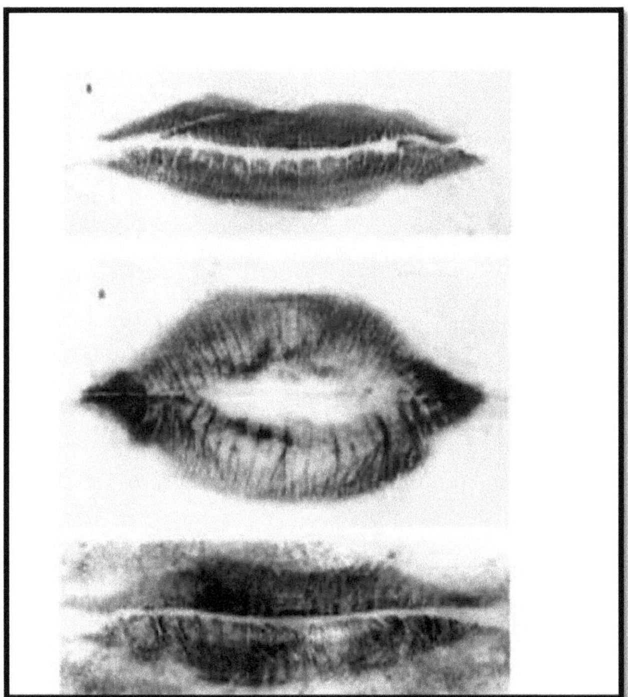

Figura -10: Cheiloscopia

As impressões labiais são únicas para cada indivíduo, tal como as impressões digitais. Suzuki e Tsuchihashi, em 1970, conceberam um método de classificação das impressões labiais, que é o seguinte[57]

A Tipo I - Um sulco bem definido que atravessa verticalmente o lábio.

B Tipo II - Ranhura de comprimento parcial do tipo I.

C. Tipo III - Uma ranhura ramificada.

D. Tipo IV - Uma ranhura intersectada.

E Tipo V - Padrão reticular.

F. Tipo VI - Outros modelos.

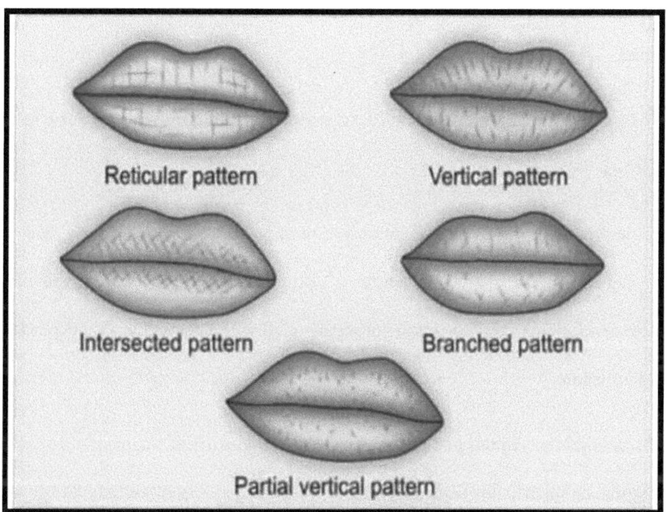

Figura-11: Padrões na cheiloscopia

O registo de impressões labiais é útil na investigação forense que trata da identificação de seres humanos, com base em vestígios labiais. Uma impressão labial pode ser revelada como uma superfície com elementos visíveis de linhas que representam os sulcos. Este padrão caraterístico ajuda a identificar os indivíduos, uma vez que é único para cada indivíduo.

Quando as linhas não são claras (apenas a forma das linhas é impressa), a identificação individual de um ser humano com base neste traço é extremamente difícil, a menos que o traço contenha mais caraterísticas individuais, como cicatrizes, fendas, etc., e muitas vezes a identificação termina com a identificação do grupo.[58]

RADIOGRAFIAS.

A utilização de radiografias na identificação é valiosa se estiverem disponíveis registos antemortem suficientes. Várias alterações morfológicas e patológicas podem ser estudadas a partir das radiografias.

A morfologia da coroa e da raiz ajuda na identificação. A presença de dentes cariados, perdidos, obturados e fracturados, as várias fases de cicatrização de feridas em alvéolos de extração, o grau de formação da raiz e o padrão trabecular do osso nos maxilares ajudam na identificação.

No entanto, em países como a Índia, os registos antemortem são escassos e incompletos ou impróprios.

O desenvolvimento do osso é contínuo e termina com a união epifisária. São utilizados diferentes métodos radiológicos para estimar a idade. A relação entre a idade cronológica e a idade de desenvolvimento do osso varia consoante o indivíduo e o ambiente e depende também do método utilizado.

As radiografias digitais podem ser utilizadas para identificar e comparar a relação da raiz e das estruturas de suporte dos dentes nos registos antemortem e postmortem. Se não existir um registo antemortem, o registo postmortem é utilizado para excluir a identidade utilizando outro registo antemortem.

MÉTODOS DE ADN

Os polimorfismos entre indivíduos diferentes, como diferenças na aparência facial, diferenças na conformação dos lóbulos das orelhas, diferenças na estrutura arterial da retina, diferenças na cor do cabelo, altura, etc., são úteis para a identificação forense. O ADN tem uma maior probabilidade de sobrevivência do que as estruturas dentárias, as impressões digitais, as cicatrizes e a aparência facial. O ADN é a base de todos os tipos de grupos sanguíneos, antigénios dos glóbulos vermelhos e isoenzimas proteicas.[59]

Os dentes diferem em forma e tamanho, mas têm uma estrutura histológica semelhante. As fontes ricas de ADN, como odontoblastos, nervos periféricos, fibroblastos, células mesenquimatosas indiferenciadas, células endoteliais e componentes nucleados do sangue, estão presentes no tecido mole da câmara pulpar. Os tecidos moles com canais acessórios, as fibras do osso e do ligamento periodontal, o processo odontoblástico nos túbulos dentinários e o cemento celular são locais anatómicos de ADN menos utilizados.

Obtenção de ADN dentário

Seccionar os dentes e abrir a coroa para extirpar a polpa. Obtêm-se maiores quantidades de ADN esmagando o dente inteiro. O ADN é extraído dos dentes por outro método chamado trituração criogénica.

O ADN não só pode ser obtido a partir de dentes para identificação primária, como também pode ser obtido a partir de membros da família para fins de ADN de referência. Os espécimes do cônjuge e dos filhos permitirão efetuar testes de "paternidade inversa" utilizando sondas de ADN nuclear.

A futura atividade violenta das crianças é identificada pelo desenvolvimento científico tanto da genética como da neurociência. A monoamina oxidase A - uma enzima que degrada neurotransmissores como a serotonina e a dopamina no cérebro - é codificada pelo respetivo gene. A natureza abusiva e as mutações no gene MAOA aumentam o risco de natureza violenta e antissocial. Atualmente, as mutações do gene MAOA são utilizadas na genética com um sucesso limitado.[60]

O Dr. Adrian Raine, da Universidade da Pensilvânia, descobriu que o comportamento antissocial é observado num feto com uma anomalia cerebral (chamada cavum septum pellucidum). Noutro estudo, a suscetibilidade de uma criança de 3 anos para o crime aos 23 anos deve-se a um condicionamento deficiente do medo, o que é indicativo de disfunção da amígdala.

Noutro estudo, a ressonância magnética funcional é utilizada para detetar padrões cerebrais com maior impulsividade. Estes estudos experimentais são utilizados para identificar as caraterísticas neurológicas das crianças com tendências criminosas.

TOMOGRAFIA COMPUTORIZADA (CT)

A TC é uma boa técnica radiográfica para utilização em medicina legal devido à menor sobreposição e às pequenas diferenças na densidade das estruturas.[61] A TC tem vantagens adicionais como a segmentação, a boa qualidade, a cor, a transparência e a manipulação em várias medições.[62]

A imagem fac-símile post-mortem pode ser criada utilizando a imagem de TC antemortem através da utilização de pontos craniométricos exactos. Identificação pelo padrão dos seios frontais

Trata-se de uma técnica de identificação bem desenvolvida em antropologia forense. As imagens radiográficas e tomográficas antemortem e postmortem podem ser comparadas observando as diferenças na morfologia, no número de células e na sua presença.[63]

TECNOLOGIA DE SOFTWARE INFORMÁTICO

Foi concebido um software especial denominado "Palatal Rugae Comparison Software" (PR S Versão 2.0) para fazer corresponder as fotografias clínicas tiradas com uma câmara digital SLR. O software registou uma exatidão de 99% na identificação de indivíduos, enquanto os métodos manuais revelaram elevados casos de falsos positivos e negativos.[64]

A tecnologia de software informático é também utilizada para a reconstrução facial forense. Dependendo da potência do computador, a reconstrução digital das partes moles do rosto pode ser efectuada em segundos. Os programas informáticos criam reconstruções tridimensionais através da manipulação de fotografias digitalizadas dos restos cranianos e de fotografias de arquivo das caraterísticas faciais.

A largura, o comprimento e a altura dos seios maxilares foram medidos em exames de TC com a aplicação de software para determinação do género.

Com a aplicação de tecnologia de software, é possível colorir artificialmente áreas com valores de intensidade iguais e representar uma imagem 2D como um objeto de superfície pseudo-3D para avaliar bitemarks.

Com base numa análise de dois grandes conjuntos de dados, os padrões dentários individuais foram determinados utilizando um programa informático especial (OdontoSearch) e foram considerados geralmente únicos ou, pelo menos, muito pouco frequentes.

SALIVA

Inicialmente, o papel da saliva nos casos de marcas de mordedura limitava-se à tipagem sanguínea das manchas de saliva utilizando grupos de antigénios ABO. A saliva depositada por um mordedor podia ser recolhida, utilizando uma técnica de esfregaço duplo, e produziria ADN para análise forense (Beena et al 2012).

Recentemente, foi sugerido que as bactérias estreptococos que podem ser isoladas da boca da maioria dos seres humanos são genotipicamente extremamente diversas. E alguns genótipos predominantes são retidos nos dentes de quem morde durante períodos de tempo prolongados. Podem ser fiáveis se houver uma recolha e armazenamento adequados de amostras de bactérias da mordedura (Hinchliffe 2011).

MODELOS DE EXTREMIDADE DE HASTE EM ESMALTE

A formação do esmalte é um processo altamente organizado no qual os ameloblastos depositam as hastes de esmalte num caminho ondulado e entrelaçado. Isto reflecte-se na superfície exterior do esmalte como padrões das extremidades de uma série de varetas de esmalte adjacentes (Joshi e Bhosle 2014). Manjunath et al (2008) cunharam o termo "amiloglifos", que significa o estudo dos padrões das hastes de esmalte (amelo-esmalte; glifos-esculturas).

Estas impressões dentárias são únicas para um dente. Jyothi PS e Bhosle SS (2014) examinaram 30 impressões dentárias que eram únicas e nitidamente diferentes entre os dentes de diferentes indivíduos e do mesmo indivíduo. Esta singularidade da impressão dentária pode ser utilizada como um instrumento valioso na ciência forense para a identificação pessoal. Esta técnica é simples, pouco dispendiosa, pode dar resultados rápidos e pode também ser efectuada por não profissionais.

IMPRESSÕES DE LÍNGUA

A língua é um órgão único, facilmente acessível para exame. A superfície dorsal da língua é única entre indivíduos e mesmo os gémeos apresentam variações entre as impressões da língua. Embora seja necessária mais investigação para autenticar a utilização da impressão digital da língua, alguns estudos mostraram que a sua utilização é comparável à de outras ferramentas biométricas.[65]

OUTROS MÉTODOS DE IDENTIFICAÇÃO

O material termoplástico é utilizado para registar a morfologia da dentição humana para identificar pessoas desaparecidas. Na opinião do American Board of Forensic Odontology, esta técnica tem um valor limitado quando utilizada para a identificação dentária de crianças.

A técnica que utiliza o material do Dr. Wagner para registar a morfologia da dentição é uma técnica que tem mérito em ajudar no processo de identificação de restos humanos. Pode ser de alguma utilidade em casos em que não existe outra informação dentária antemortem (antes da morte) disponível para comparação.

A impressão dos dentes no material termoplástico pode ser útil para ajudar a identificar um indivíduo através da comparação das caraterísticas morfológicas únicas dos dentes. Esta técnica tem uma utilização específica em crianças. Estes incluem, mas não estão limitados a:

1. Tirar com exatidão a impressão numa criança pequena.

2. O crescimento e o desenvolvimento contínuos da cavidade oral nas crianças produzem alterações nos dentes e nas estruturas orais.

3. Os restos mortais decompostos de crianças podem apresentar desafios especiais de identificação dentária devido à utilização de poucos dentes para comparação, tais como dentes decíduos com uma única raiz, raízes reabsorvidas e dentes permanentes sucessivos em falta.

Nestes casos, as radiografias dentárias seriam preferíveis a uma impressão de mordida termoplástica para efeitos de identificação.[66]

ESTIMATIVA DE IDADE

A estimativa por meios esqueléticos/estruturas craniofaciais, tais como ossos longos, fecho da fontanela/suturas e ossificação dos ossos da mão e do pulso, e caraterísticas mandibulares podem ser utilizadas na estimativa da idade, tal como enumerado em[11]

In prenatal, neonatal/early postnatal period	Age estimation in children and adolescents	Age estimation in adults	Biochemical indicators
Histologic techniques	Tooth emergence	Gustafson's method	Aspartic acid racemization
Neonatal line	Tooth calcification	Johnson's modified formula	Radioactive carbon 14 estimation
Dry weight	Modified Demirjian's method	Root transparency	
Measurement		Third molar formation	
		Cementum annulations	

A avaliação da idade no período pré-natal, neonatal e pós-natal precoce pode ser muito exacta devido a vários eventos que ocorrem, tais como a formação dos germes dos dentes primários, a conclusão da formação do esmalte dos dentes decíduos e a formação dos primeiros molares permanentes. A linha neonatal é designada como indicador de nascimento. A presença da linha neonatal indica um nascimento vivo. No entanto, podem ser obtidos resultados falsos, uma vez que a sua formação demora cerca de 3 semanas após o nascimento. Tem implicações legais no feticídio e no infanticídio[1]

Em crianças e adolescentes, a erupção e a calcificação dos dentes são eventos importantes na estimativa da idade. Método clínico conveniente e pode ser avaliado visualmente e radiograficamente, útil na observação durante vários anos e não é alterado por factores locais.

O método de Demirjian modificado utiliza o desenvolvimento dos dentes mandibulares do lado esquerdo dividido em oito etapas cada.[4]

A fórmula de regressão apresentada a seguir para a determinação da idade das crianças indianas foi formulada por Acharya

Idade masculina = 27,4351- (0,0097 × S 2) + (0,000089 × S 3)

Idade feminina = 23,7288- (0,0088 × S 2) + (0,000085 × S 3)

O método de Gustafson é utilizado em adultos e inclui vários eventos, tais como atrito (A), deposição de dentina secundária (S), perda de ligação periodontal (P), aposição de cemento no ápice da raiz (C), reabsorção radicular no ápice (R) e translucidez da dentina (T).

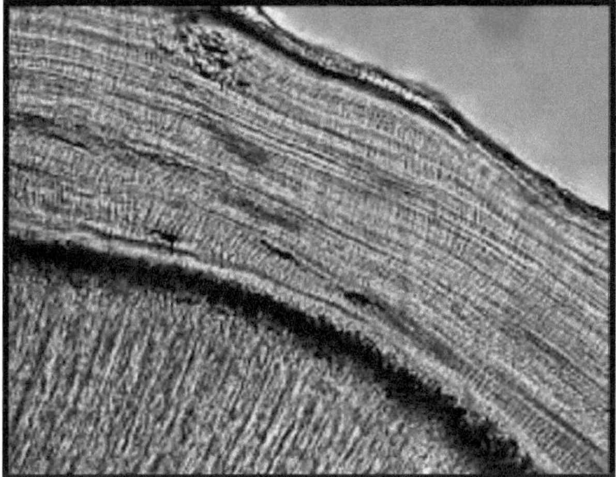

Figura-12: Linhas incrementais cimentadas

As linhas incrementais de cemento acelular são utilizadas na estimativa da idade. São utilizadas secções transversais mineralizadas e não coradas dos dentes. Este método permite uma precisão de 2 a 3 anos relativamente à idade real. As bandas hipomineralizadas na linha incremental indicam gravidez, traumatismo esquelético e distúrbios renais que podem ser relacionados com a história de vida da pessoa, facilitando a identificação. mostra linhas incrementais

A racemização de aminoácidos é utilizada como indicador bioquímico da idade. O ácido aspártico tem uma taxa de racemização rápida (elevada na dentina radicular). É convertido espontaneamente de um tipo (ácido L-aspártico) para outro (ácido D-aspártico) com o aumento da idade. Assim, existe uma alteração constante no rácio de ácido L-aspártico e D-aspártico em diferentes idades. Este rácio D/L pode ser utilizado para estimar a idade. Este método permite estimar a idade com uma diferença de ± 3 anos em relação à idade real.

A estimativa da idade é uma parte importante do processo de identificação.

Etapas da estimativa de idade

- Avaliação visual - Um exame clínico grosseiro dos tecidos moles e dos dentes pode dar uma boa estimativa da idade cronológica.

- Radiografias - A radiografia periapical intra-oral e a ortopantomografia darão informações sobre o tamanho da polpa.

- Extração e preparação de um único dente - Para estimar a idade, são utilizados dentes intactos, dentes meio seccionados ou dentes seccionados ao solo.

Métodos de estimativa da idade

- Estimativa da idade por meios esqueléticos: Existem diferentes procedimentos como,

a. Análise do comprimento dos ossos longos

b. União epifisária

c. Fecho da fontanela

d. Ossificação dos ossos da mão e do pulso

e. Fecho das suturas do crânio e das suturas palatinas.

- Estimativa da idade pelos dentes: São utilizadas diferentes abordagens como,

a. Avaliação da idade na criança pré-natal

b. Avaliação da idade na criança neonatal e pós-natal

c. Avaliação da idade até aos 14 anos

d. Avaliação da idade até aos 21 anos

e. Avaliação da idade após 21 anos.

Os dentes seguem uma sequência de desenvolvimento fiável e previsível que começa cerca de 4 meses após a conceção e continua até ao início da terceira década de vida, quando se completa o desenvolvimento de todos os dentes permanentes (Sweet e Bower 1998).

A avaliação radiográfica dentária da idade da criança parece ser mais fiável do que a idade esquelética, uma vez que o desenvolvimento e a formação de um dente são mais controlados pelos genes do que pelos factores ambientais (Panchbhai AS 2011).

A estimativa de idade é agrupada em três grupos com base na idade

A. pré-natal, neonatal e pós-natal: Fases de Kraus e Jordan

B. crianças e adolescentes

i. Método de Schour e Masseler - 21 etapas cronológicas dos 4 meses aos 21 anos

ii. Método de Nolla - A mineralização do dente é dividida em 10 fases, a idade foi estimada utilizando um gráfico padrão dado por Nolla

iii. Método de Moorees, Fanning e Hunt -O desenvolvimento foi estudado nos 14 estágios de mineralização para o desenvolvimento de dentes permanentes únicos e multirradiculares. Dentes permanentes e a idade média para o estágio correspondente foi determinada.

iv. A maturidade dentária foi calculada como a soma dos ápices abertos normalizados (s) e o número de dentes com desenvolvimento radicular completo (N0).

Os valores são substituídos na seguinte fórmula de regressão para a estimativa da idade.

Adultos: Alguns dos métodos utilizados para a estimativa da idade são Glesier e Hunt, Demirjian et al, Gustafson e Koch, Harris e Nortje e Kullman et al (Panchbhai AS 2011)[67]

DENTES E ESTIMATIVA DE IDADE

Quando alguém se depara com um cadáver, torna-se muito importante estabelecer a sua identidade. A estimativa da idade ajuda muito neste processo de identificação. Os vários métodos são os exames físicos que utilizam medidas antropométricas, a maturação do esqueleto, a estimativa da idade dentária, uma combinação de desenvolvimento dentário e medidas antropométricas, etc. A maturação dentária desempenha um papel muito importante na estimativa da idade cronológica dos indivíduos devido à baixa variabilidade dos indicadores dentários e em pessoas vivas que fazem falsas declarações de idade.[68]

No século XIX, a determinação da idade através dos dentes era necessária para a admissão de crianças no trabalho fabril. Saunders utilizou os tempos de erupção dentária em crianças dos 9 aos 13 anos e dos 5 aos 16 anos.[69] Na Antiguidade, as estimativas de idade dos adolescentes vivos eram consideradas importantes. De acordo com os registos da Roma Antiga, os adolescentes eram considerados aptos para o serviço logo que os segundos molares tivessem erupcionado completamente.[70]

Normalmente, a obtenção de eventos biológicos específicos, como a conclusão da coroa de um determinado dente, é utilizada para comparar com a idade cronológica da pessoa para avaliar o seu ritmo de desenvolvimento. Infelizmente, existem vários factores de confusão, como o sexo, o estatuto socioeconómico, o historial de saúde e a raça da pessoa. É raro que o investigador conheça a maior parte, e muito menos todos, estes importantes factores de modificação.[71]

São utilizados vários métodos para a determinação da idade a partir da dentição. Os métodos de avaliação da idade podem ser classificados em:[72]

De acordo com o estado de desenvolvimento da dentição:

Métodos aplicados à dentição de formação

Métodos para a dentição adulta totalmente formada.

De acordo com a técnica de investigação:

Clínico ou visual

Radiográfico

Histológico

Análises físicas e químicas.

Os vinte dentes da dentição decídua irrompem quando o bebé tem entre 6 e 30 meses de idade. A esfoliação dos dentes decíduos proporciona outro meio de estimar a idade de uma criança, e as publicações de referência de Moorrees et al. ainda são consideradas os conjuntos de dados mais fiáveis nestas áreas.[73] Os estágios de reabsorção radicular para dentes decíduos foram usados inicialmente por Moorrees. O quarto estágio como esfoliação do dente foi adicionado mais tarde.

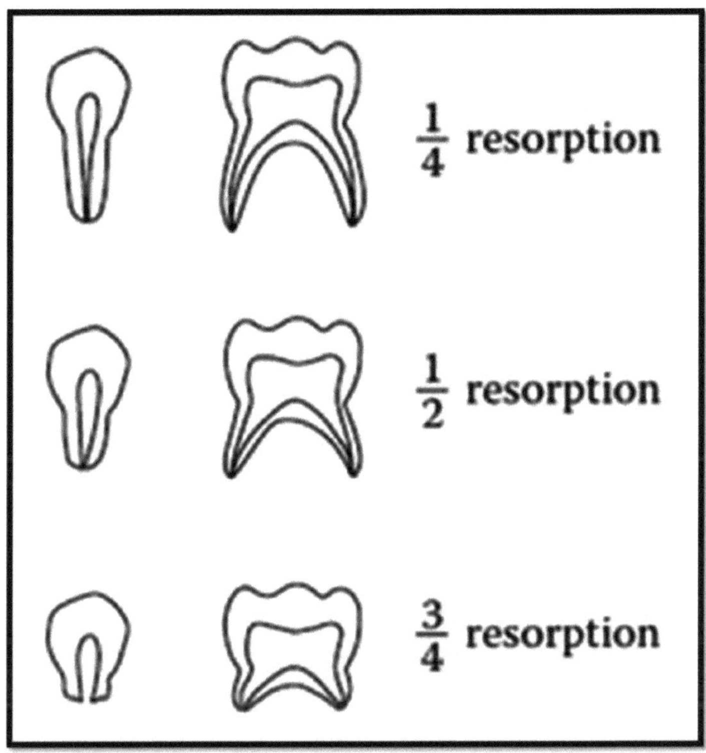

Figura 13: Estágios de reabsorção radicular para dentes decíduos usados por Moorrees na determinação da idade de uma criança. Um dente representativo com uma única raiz é mostrado à esquerda e um dente com várias raízes à direita

Single-Rooted Teeth	Definition	Multiple-Rooted Teeth
1	Initial cusp formation: Amelogenesis has begun on the individual cusp tips.	1
2	Coalescence of cusps: Centers of calcification are merged but the entire border is not radiopaque.	2
3	Cusp outline complete: The coronal outline of the tooth is mineralized.	3
4	Crown 1/2 formed: Amelogenesis has proceeded halfway to the crown-root as judged from the morphology of the radiopaque portion.	4
5	Crown 3/4 complete.	5
6	Crown complete: Morphologically, the crown has mineralized but root formation has not begun.	6
7	Initial root formation: There is just a trace of root radiopacity below the crown outline.	7
—	Initial cleft formation: Mineralization is evident in the interradicular area.	8
8	Root length 1/4: The radiographic morphology of the root is 1/4 of its projected final size.	9
9	Root length 1/2 complete.	10
10	Root length 1/4 complete.	11
11	Root length complete.	12
12	Apex half closed: The lateral borders of the root tip become convex rather than tapered as earlier.	13
13	Apical closure complete: Size of the apical foramen is reduced to its mature size.	14

Figura 14: Fases adaptadas da classificação de Moorree

Outro sistema de classificação foi adaptado da classificação de Moorree com base no desenvolvimento do dente. Mais tarde, Demirjian et al. apresentaram um sistema de classificação baseado em diagramas esquemáticos que se tornou mundialmente aceite.[74]

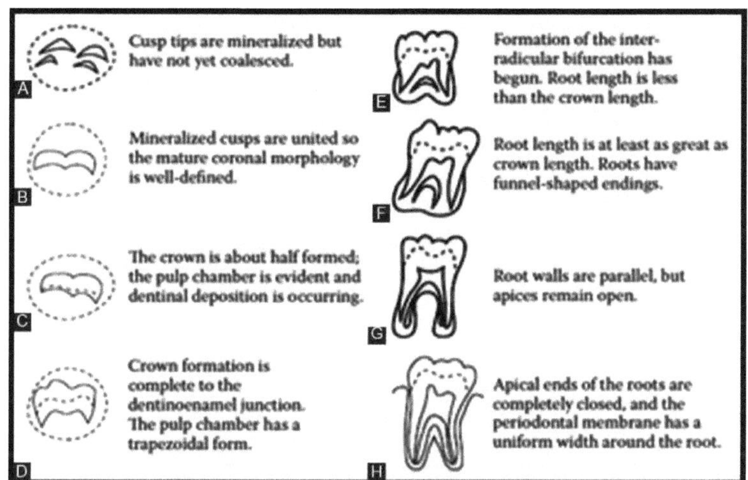

Figura 15: Desenhos esquemáticos dos oito graus ordinais utilizados no sistema Demirjian de estimativa da idade dentária. Os círculos pontilhados nos estágios A a D representam a cripta óssea encapsuladora. Modificado do sistema de Demirjian.

Gordon et al. descreveram que, durante a infância, pode ser feita uma estimativa bastante exacta da idade a partir do estudo dos dentes.[75] Gonzales et al. descreveram que os dentes podem fornecer informações fiáveis na infância e juventude. Para além da idade adulta, as alterações são demasiado incertas para terem valor.[76] Scot afirmou que, se os terceiros molares estiverem completamente erupcionados, isso indica que a idade de um indivíduo é superior a 17 anos e, no exame de raios X, se a formação da raiz não estiver completa, pode concluir-se definitivamente que a pessoa tinha provavelmente menos de 25 anos de idade.[77]

Os factores utilizados para a determinação da idade utilizando a dentição incluem o aparecimento de germes dentários, o primeiro vestígio detetável de mineralização, o grau de conclusão do dente não irrompido, a taxa de formação do esmalte e a formação da linha neonatal, o desgaste da coroa e a transparência da dentina da raiz.[78]

Na dentina, as linhas incrementais de Von Ebner e as linhas de contorno de Owen são utilizadas para estimar a idade dos neonatos ou fetos aquando da morte. Stack forneceu uma linha de regressão do peso dos tecidos dentários em crescimento em função da idade. Pesando a amostra de dente, a idade do desconhecido pode ser obtida a partir dos 5 meses in utero até aos 7 meses pós-natais.

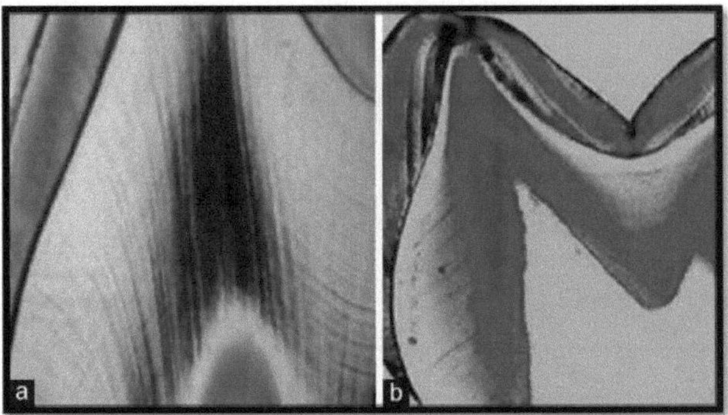

Figura 16: (a) Linhas incrementais de Von Ebner.

(b) Linhas de contorno de Owen

O tamanho da câmara pulpar indica a quantidade de formação de dentina secundária. Moore utilizou o rácio entre o diâmetro da polpa e o diâmetro da coroa para calcular a idade com base na deposição de dentina secundária.[79]

Sema et al. realizaram um estudo para determinar a idade de fetos ou bebés através da medição do desenvolvimento dentário diretamente a partir das superfícies dentárias ou de medições indirectas obtidas a partir das estruturas dentárias nas imagens digitais de tomografia computorizada. Os resultados revelaram que a idade pode ser estimada a partir de várias dimensões dentárias. O método indireto que foi proposto como identificação dentária virtual pode ser uma opção em vez dos métodos tradicionais de autópsia oral direta.[80]

Camps descreveu que, após o nascimento e durante a infância, é possível chegar a uma estimativa aproximada da idade pela presença da dentição decídua em várias fases de erupção, seguida dos períodos de dentição mista e permanente. Referiu também que o estado de erupção apenas dá uma indicação da idade, uma vez que as datas de erupção estão sujeitas a grandes variações.[81]

Helm e Prydso registaram a emergência permanente do terceiro molar mandibular numa idade precoce de 14 anos em 235 crânios medievais dinamarqueses, 52 dos quais apresentavam várias fases de dentição mista. Argumentaram que a avaliação da idade à morte podia ser efectuada com bastante precisão para o grupo etário dos 5-30 anos.[82]

Kaul et al. estudaram a emergência de dentes decíduos em 312 crianças com idades entre 4 e 31 meses. Verificaram que o aparecimento dos dentes era mais precoce no sexo feminino do que no masculino. O seu estudo sugere que o número de dentes pode ser utilizado como um parâmetro para estimar a idade.[83]

Foti et al. estudaram a determinação da idade em crianças vivas e mortas com a ajuda de regressão linear. A equação pode ser aplicada com base no número de dentes erupcionados e nos germes dentários detectados durante o exame clínico e na radiografia. Esta equação ajuda a estimar a idade até aos 20 anos de idade.[84]

Gustafson, em 1950, estudou as alterações que ocorrem em dentes individuais e conseguiu estimar a idade com alguma exatidão. Utilizou seis alterações dentárias relacionadas com o envelhecimento, nomeadamente, atrição, migração apical do ligamento periodontal, deposição de dentina secundária, oposição cementária, reabsorção radicular e transparência da dentina radicular A idade foi estimada utilizando a seguinte fórmula[85]

Idade = 11,43 + 4,56x, em que x é a pontuação total. Verificou-se que um aumento da pontuação total corresponde a um aumento da idade.

A extensão da racemização do ácido aspártico na dentina coronal de dentes permanentes normais pode ser usada para estimar a idade de um indivíduo no momento da morte. Com o avançar da idade, o ácido L-aspártico transforma-se em ácido D-aspártico.[86]

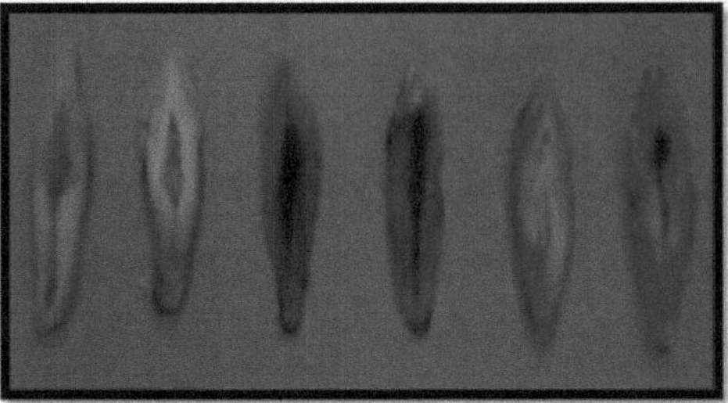

Figura17: Ilustração da racemização do ácido aspártico

Foi desenvolvido um método interessante utilizando a intensidade da fluorescência na dentina e no cemento, que mostra uma forte correlação entre a idade, o aprofundamento da cor do dente e o aumento da intensidade da fluorescência. As alterações de cor no cemento e na dentina são causadas pela infusão de produtos de decomposição dos eritrócitos.[87]

Um estudo de Jagannathan et al. avaliou a adequação do rácio de volume polpa/dente dos caninos mandibulares para a previsão da idade numa população indiana. Concluiu-se que o rácio polpa/volume dentário é um indicador útil da idade, embora as correlações possam variar em diferentes populações e, por conseguinte, devam ser aplicadas fórmulas específicas para as estimativas.[88]

O sistema dentário é uma parte integrante do corpo humano, o seu crescimento e desenvolvimento podem ser estudados em paralelo com outros indicadores de maturidade fisiológica, como a idade óssea, a menarca e a altura.[89] Vários autores demonstraram que os parâmetros dentários são mais adequados para a estimativa da idade em crianças porque a variabilidade é menor, uma vez que as taxas de calcificação dos dentes são mais controladas pelos genes do que por factores ambientais.

Muitos estudos concluíram que a formação dos dentes é um indicador mais fiável da maturidade dentária do que a emergência ou erupção gengival. Assim, os dentes podem ser activos valiosos na determinação de uma idade indetetável.[90,91]

IDENTIFICAÇÃO DO SEXO

Os dentes, sendo a parte mais resistente e estável do corpo, podem suportar a degradação de condições extremas mesmo após a morte de um indivíduo. Por isso, os dentes são considerados muito importantes para a identificação durante os procedimentos de investigação, especialmente quando não existem outras provas.

A principal vantagem das provas dentárias é o facto de poderem ser preservadas indefinidamente após a morte. O padrão único do dente permite a análise de variáveis dentárias antemortem e postmortem. O principal problema na identificação dentária está sobretudo relacionado com a aquisição e a interpretação dos registos antemortem. Por vezes, devido à duração do tempo, há variações na comparação destes registos.[92]

O dimorfismo sexual representa um grupo de caraterísticas morfológicas que discriminam o género de um indivíduo. Entre estes traços dimórficos, a literatura indica que o dente foi avaliado em diferentes populações quanto à sua aplicabilidade em investigações relacionadas com a identificação. A determinação do sexo torna-se a primeira prioridade no processo de identificação de uma pessoa por um investigador forense no caso de acidentes, explosões de bombas químicas e nucleares, desastres naturais, investigações de crimes e estudos étnicos.

A análise da determinação do sexo pode ser efectuada quer por análise morfológica quer por análise molecular.

ANÁLISE MORFOLÓGICA:

A análise morfológica pode ser efectuada em tecidos duros (odontométricos, ortométricos e diversos) das regiões orais e paraorais ou em tecidos moles (impressões labiais - queiloscopia, padrão das rugas palatinas - Rugoscopia).

ANÁLISE DE TECIDOS DUROS:

TAMANHO DOS DENTES:

A odontoscopia, do ponto de vista da antropologia dentária, procura observar registos, analisar e compreender o comportamento da expressão da morfologia coronal e radicular dos dentes humanos. Estudos têm revelado que as medições das dimensões mesiodistais e vestibulolinguais dos dentes são excelentes indicadores do sexo, sendo o método mais fácil e fiável para analisar o dimorfismo sexual.[93]

O dimorfismo sexual existe na forma e no tamanho do dente. O tamanho do dente pode ser melhor medido durante o início da dentição permanente porque é a fase em que o dente está sujeito a menos estímulos externos e internos.

Dimensões mesiodistais e dimensão vestibulolingual dos dentes A dimensão dentária é o método mais simples e fiável para analisar o dimorfismo sexual. A dimensão mesiodistal é a maior distância entre os pontos de contacto nas superfícies proximais da coroa e a dimensão vestibulolingual é definida como a maior distância entre a superfície vestibular e a superfície lingual da coroa do dente.[94,95,96]

Muitos estudos relatam que as dimensões MD dos dentes nos machos são maiores do que as das fêmeas.[97] Várias teorias têm sido dadas para explicar o dimorfismo sexual canino. De acordo com Moss, é devido à

(1) Maior espessura do esmalte nos homens devido ao longo período de amelogénese em comparação com as mulheres ou

(2) devido ao facto de os cromossomas Y produzirem uma maturação masculina mais lenta.[98]

Vários investigadores (Garn et al., 1988, Iscan e Kedici, 2003) indicaram que as dimensões bucolingues são mais exactas devido à grande diferença obtida entre homens e mulheres.[99]

Embora os estudos tenham concluído que a dimensão MD é um melhor preditor do sexo do que a dimensão BL, ocorrem certas discrepâncias durante a medição da dimensão MD devido a contactos próximos. Por conseguinte, tanto a dimensão MD como a dimensão BL constituem uma ferramenta mais fiável para determinar o sexo[100]

Iscan e Kedici enfatizaram que podem ser obtidos resultados mais exactos quando todos os dentes disponíveis são incluídos na determinação do sexo.

Dente índice dentário

As proporções foram recomendadas para a avaliação do género, para além do tamanho completo dos dentes. Assim, Aitchison (1964) propôs o "índice incisivo" (Ii), calculado pela fórmula:

Ii = {[MDI2/MDI1] x 100

Em que, MDI2 é o diâmetro mesiodistal máximo do incisivo lateral superior e MDI1 o diâmetro mesiodistal máximo do incisivo central.

Aitchison descobriu que este índice tende a ser mais elevado no sexo masculino[101]. Rao et al., (1989) sugeriram outro índice, o "índice canino mandibular", que deu uma indicação exacta do sexo na população indiana com uma precisão de 89%. Utilizando o mesiodistal (m-d), obtiveram a fórmula:

[(dimensão canina m-d de Mcan + (dimensão canina m-d média nas fêmeas + *desvio-padrão* [DP]) nos machos - DP)]/2.[102]

Morfologia dentária distinta

As caraterísticas não métricas, como a crista acessória distal e o número de cúspides no primeiro molar inferior, podem ser utilizadas na determinação do sexo. A crista acessória distal no canino é mais pronunciada nos machos do que nas fêmeas. As fêmeas apresentam um menor número de cúspides no primeiro molar inferior em comparação com os machos (cúspide distobucal ou distal). Esta caraterística pode ser atribuída à redução evolutiva do tamanho do maxilar inferior nas fêmeas.

O canino apresenta o maior dimorfismo sexual porque é altamente resistente a doenças e insultos post-mortem. O índice dentário (índice do canino mandibular [ICM]) apresentou 86% de taxa de sucesso na determinação do sexo. É medido através do cálculo da largura mesiodistal da coroa do canino mandibular e da largura do canino mandibular. O valor padrão do ICM é de 0,274. Um valor mais elevado de ICM indica o sexo masculino e um valor mais baixo indica o sexo feminino.

Visual/clinical method	Microscopic method	Advanced method
Differences in tooth size Using canine dimorphism Dental index Tooth morphology	Using Barr bodies DNA analysis	Amelogenin gene Polymerase chain reaction

Figura 18 - Métodos de determinação do sexo pelos dentes

Os corpos de Barr permanecem armazenados na polpa desidratada até 1 ano. São cromossomas X inactivos que se encontram na célula somática feminina. Os corpos de Barr mostram caraterísticas de diagnóstico sexual quando aquecidos a 100°C durante 1 h. mostra a presença de corpos de Barr.

A análise do ADN para detetar a presença ou ausência de cromatina Y é o método definitivo de determinação do sexo. Os métodos avançados incluem a utilização do gene AMEL e a reação em cadeia da polimerase (PCR). O gene AMEL codifica a "amelogenina", uma importante proteína de matriz segregada pelos ameloblastos. Este gene está localizado nos cromossomas X e Y. As mulheres apresentam dois genes AMEL idênticos, enquanto os homens apresentam dois genes não idênticos. A amplificação do ADN por PCR dá 100% de sucesso na determinação do sexo. [103]

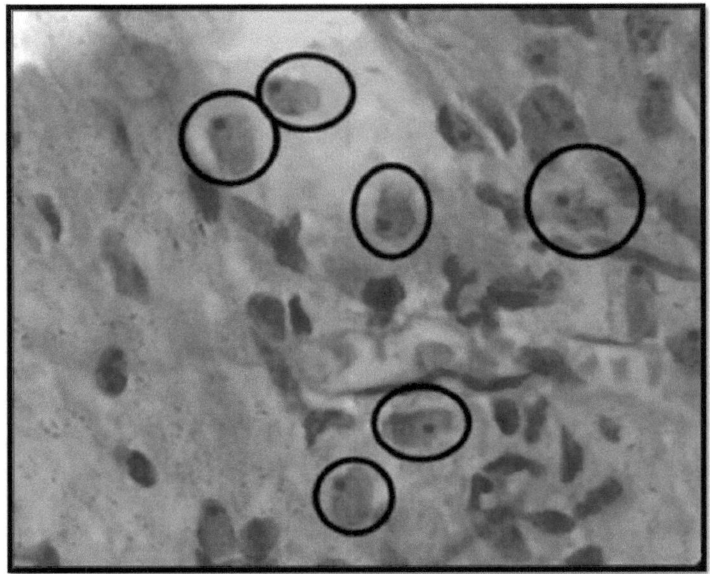

Figura 19- Corpúsculo de Barr presente na célula somática feminina

ANÁLISE DE MARCAS DE DENTADAS

A ciência da identificação de marcas de dentadas pode ser utilizada para associar um suspeito a um crime. A mordedura pode ser definida como a marca feita por dentes humanos ou de animais na pele de pessoas vivas, cadáveres ou objectos unânimes com uma consistência relativamente macia.[104]

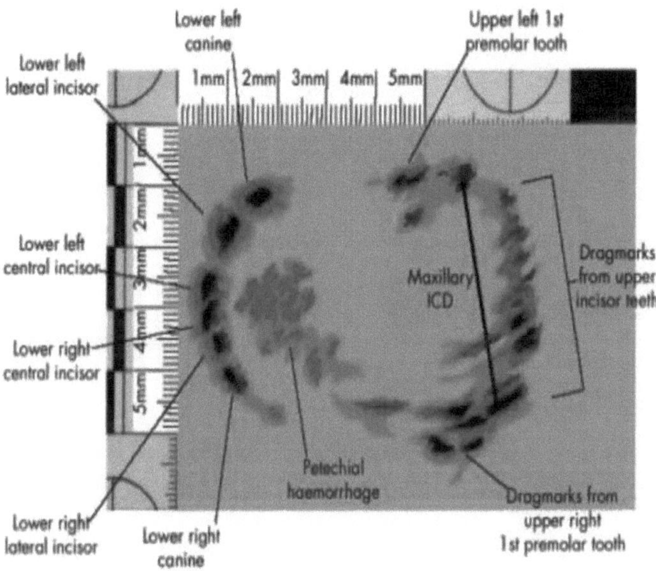

Figura 20- Identificação de marcas de dentadas

As marcas de dentadas, dependendo do crime ou das circunstâncias, são impressões deixadas nos alimentos, na pele ou noutros objectos deixados no local. Em casos de agressão, podem ser encontradas na vítima. Para além da identificação do agente, a análise da marca de mordedura, numa investigação forense, pode elucidar o tipo de violência e o tempo decorrido entre a sua produção e o exame. Pode mostrar se a mordedura foi produzida intra-vitam ou post-mortem e, no caso de várias mordeduras, identificar a sequência das mesmas.

A identificação do agressor também pode ser efectuada através da determinação dos grupos sanguíneos ABO a partir da saliva da marca de mordedura e da associação de bactérias e outros microrganismos encontrados na marca de mordedura ao meio oral do agressor. As técnicas mais recentes que melhoraram a identificação de marcas de mordeduras incluem a aplicação de microscopia eletrónica e a técnica de melhoramento por computador.

No entanto, as marcas de mordedura não preenchem todos os requisitos de um método de identificação ideal (unicidade, imutabilidade, praticabilidade, classificabilidade), mas podem representar, em alguns casos, os únicos sinais de valor real para a investigação criminal. [105]

O tamanho da marca de mordedura pode diminuir num período relativamente curto (10-20 minutos), o que torna necessário o seu registo o mais cedo possível. As marcas de mordedura incompletas não são conclusivas e é necessário que estejam presentes, no mínimo, quatro a cinco dentes para que a análise da marca de mordedura seja fiável.

Para além da identificação, a odontologia forense também é aplicada na investigação de crimes causados pela dentição, como as marcas de mordedura. McDonald define marca de mordedura como "uma marca causada pelos dentes, isoladamente ou em combinação com outras partes da boca". As marcas de mordedura podem ser encontradas em tecidos lesionados ou num material inanimado, como os géneros alimentícios. Estas podem representar com exatidão o padrão único dos dentes do mordedor. As marcas de dentadas estão frequentemente associadas a lutas violentas, abuso de crianças, crimes sexuais ou eventos desportivos. Podem ser auto-infligidas e podem ser recolhidas no local do crime a partir de géneros alimentícios ou frutos, etc.[106] O pedodontista deve observar e documentar meticulosamente as marcas de mordedura e é encorajado a ter conhecimentos sobre esses achados e o seu significado.[107]

Aparência das marcas de mordedura

Inicialmente, observam-se reentrâncias devido à pressão exercida pelos dentes. Rapidamente estas reentrâncias desaparecem devido à elasticidade da pele e ocorre um edema na zona da mordedura. O edema normalmente obscurece completamente as marcas de mordedura. Quando o edema desaparece, a hemorragia subcutânea é visível sob a forma de contusões ou hematomas. Quando a intensidade da mordedura é maior, podem ser observadas lacerações. A avulsão é a forma mais extrema, em que uma parte do tecido é arrancada à dentada. [1]

Identificação da lesão como uma marca de mordedura humana

Uma marca de mordedura de dentição decídua consiste em arcadas mais pequenas, arredondadas, em forma de arco, com dentes mais pequenos e espaçados entre si.[106] Em termos gerais, as marcas de mordedura têm um aspeto circular/elíptico com equimose central. As caraterísticas/aparência clássicas dos incisivos (marcas rectangulares), caninos (triangulares/rectangulares), molares e pré-molares (esféricos/pontiagudos) diferem entre si. As caraterísticas individuais, como fracturas, rotações e espaçamento, podem ser úteis para a identificação. Uma marca de mordedura clássica consiste numa marca oval ou circular constituída por duas arcadas opostas, separadas por um pequeno espaço aberto nas suas bases, com um diâmetro de 25-40 mm, hematoma central e marcas dentárias claras, e caraterísticas dentárias que podem conferir um elevado valor probatório.[108]

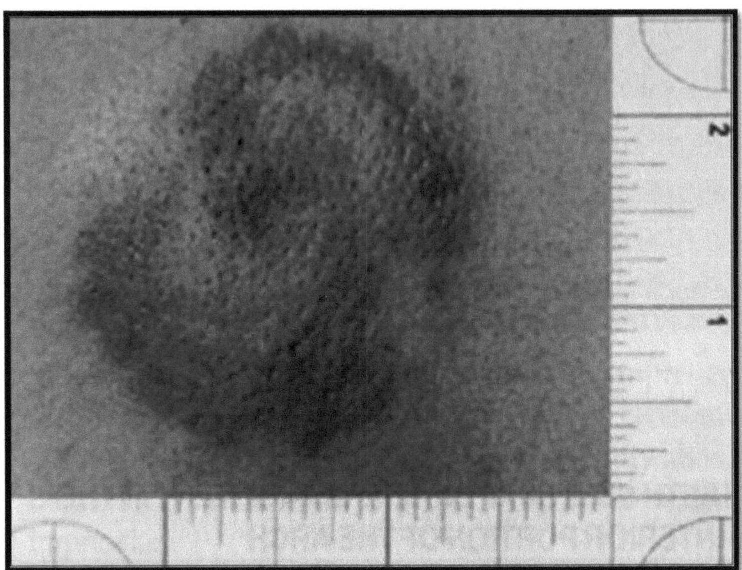

Figura 21- Marca de mordedura humana

Investigação de marcas de mordidelas

Após a confirmação de que se trata de uma marca de mordedura, a investigação deve incluir a recolha de provas junto da vítima e de registos do suspeito. O registo dentário de uma marca de mordedura inclui fotografia, moldagem, modelos e recolha de esfregaços de saliva. As fotografias devem ser tiradas em primeiro lugar, uma vez que não afectam qualquer outro registo, como as impressões e a recolha de esfregaços.[109] Devem ser tirados dois tipos de fotografias: uma orientada e uma em grande plano.

As fotografias devem ser tiradas diariamente durante 3 dias para documentação. Deve ser feita uma impressão em polivinil siloxano para a marca de mordedura imediatamente após a lavagem da mesma.[3]

O reconhecimento de caraterísticas invulgares da marca de mordida ajuda a uma identificação precisa. O método da distância intercanina é normalmente registado para o reconhecimento da dentição de uma criança em relação a uma dentição de adulto, uma vez que as distâncias <30 mm pertencem a uma criança e as distâncias superiores a 30 mm a um adulto.

Podem também ser utilizados outros métodos, como o método do triângulo odontométrico e a técnica de comparação (ou seja, comparação das medições das marcas de mordida com os modelos de impressão do suspeito). A comparação direta pode ser efectuada colocando o modelo do suspeito sobre a marca de mordedura. No método indireto, o modelo do suspeito é traçado em acetato transparente e comparado com fotografias. Também podem ser utilizados programas informáticos para efetuar a comparação.[110]

DEFINIÇÕES DE ABUSO FÍSICO E NEGLIGÊNCIA DE CRIANÇAS

Apesar das dificuldades em formular definições coesas de abuso físico e negligência infantil, vários conceitos convergiram na literatura para proporcionar alguma consistência concetual. Conforme citado por Peterson e Brown,[111] uma definição comum de maus-tratos e negligência infantis inclui danos intencionais ao desenvolvimento da criança como resultado do contacto com um prestador de cuidados.[112] Os Estados são obrigados pelo governo federal a incorporar os seguintes elementos nas determinações de maus-tratos infantis:

1) "Qualquer ato recente ou omissão por parte de um progenitor ou cuidador que resulte em morte, danos físicos ou emocionais graves, abuso ou exploração sexual" ou

2) "Um ato ou omissão que representa um risco iminente ou um dano grave."[113]

Além disso, os maus-tratos físicos são frequentemente conceptualizados como actos de comissão em que um prestador de cuidados inflige intencionalmente dor física ou ferimentos a uma criança.[114]

Por outro lado, a negligência é considerada um ato ou actos de omissão, ou seja, a incapacidade de cuidar de uma criança de forma a promover um crescimento e desenvolvimento saudáveis.[115]

Em consonância com estas perspectivas, o National Center for Child Abuse and Neglect (NCCAN)26 definiu o abuso físico de crianças como "lesões físicas (desde pequenas contusões a fracturas graves ou morte) resultantes de murros, espancamentos, pontapés, mordidelas, sacudidelas, arremessos, facadas, asfixia, pancadas (com a mão, pau, correia ou outro objeto), queimaduras ou qualquer outro tipo de dano a uma criança".

Além disso, qualquer comportamento que resulte em ferimentos numa criança é considerado abuso, independentemente da intenção do prestador de cuidados. Além disso, a NCCAN define negligência como uma "falha na satisfação das necessidades básicas de uma criança" numa ou mais das seguintes áreas: física, médica, educacional e emocional. Foram propostas categorias suplementares de negligência, como a negligência em matéria de saúde mental, a negligência de supervisão e o abandono.[116]

Assim, na determinação de comportamentos negligentes, devem ser consideradas as áreas de fornecimento de nutrição e abrigo adequados, proteção contra danos, serviços médicos, de saúde mental e educativos apropriados para as crianças e atenção às necessidades físicas, psicológicas e emocionais da criança.

De acordo com o National Research Council, o aumento dos casos de maus tratos a crianças tem levado alguns a classificar o fenómeno como uma "epidemia". Os dados do National Incidence Study of Child Abuse and Neglect (NIS-3) sugerem que, entre 1993 e 1994, 614 100 crianças foram consideradas em risco de sofrer danos devido a maus tratos físicos, 1 335 100 devido a negligência física e 585 100 devido a negligência emocional.[117]

Do mesmo modo, uma investigação dos casos de maus-tratos comunicados aos Serviços de Proteção à Criança indica uma taxa de vitimização nacional de 12,3 por cada 1000 crianças (18,6% abusadas fisicamente; 60,5% negligenciadas26).

No entanto, as bases de dados que incluem apenas incidentes de abuso notificados subestimam a prevalência efectiva de maus tratos a crianças. Os inquéritos que incluem incidentes de abuso não notificados sugerem a ocorrência de cerca de 110 incidentes de agressão parental por cada 1000 crianças no período de um ano.[118]

As lesões resultantes de actos de abuso vão desde lesões físicas menores (por exemplo, nódoas negras) a desfigurações e incapacidades graves. Obviamente, a consequência mais grave dos maus tratos a crianças é a morte. De acordo com a Daro, as mortes relacionadas com maus tratos a crianças são uma das principais causas de mortalidade infantil e de crianças. [119]

Estima-se que, em 2002, cerca de 1400 crianças tenham morrido devido a alguma forma de maus tratos ou negligência. Cerca de dois terços de todas as mortes por maus tratos estão relacionadas com maus tratos físicos a crianças. Além disso, tem sido sugerido que muitas lesões classificadas como não intencionais se devem, de facto, a maus tratos ou negligência infantil e que 50% a 60% das mortes resultantes de maus tratos ou negligência não são registadas.[120]

Assim, é provável que as taxas de mortalidade sejam mais elevadas do que as estimadas. As crianças que sofrem força física ou abanões violentos sofrem frequentemente ferimentos na cabeça, que são uma das lesões que mais ameaçam a vida relacionadas com maus-tratos. De facto, os ferimentos na cabeça são a causa mais comum de morte em crianças maltratadas e estima-se que cerca de 20% a 25% dos bebés que sofrem da síndrome do bebé abanado morrem em resultado dos seus ferimentos.[121]

Outras lesões comuns sofridas por crianças vítimas de maus-tratos são queimaduras, lesões torácicas e abdominais e fracturas. Por último, a negligência pode resultar em atrasos no crescimento e no desenvolvimento, envenenamento por chumbo e incapacidade de crescimento

Factores de risco

Criança:

As investigações para determinar os factores de risco individuais das crianças para abuso e negligência produzem frequentemente resultados inconsistentes e contraditórios. As dificuldades neste tipo de investigação incluem a separação entre os factores que servem verdadeiramente como variáveis de risco e os que são consequências dos maus-tratos. No entanto, estes esforços de investigação permitiram conhecer os potenciais factores relacionados com as crianças que podem colocá-las em risco acrescido de abuso físico e negligência.

Por exemplo, os dados sugerem que os óbitos infantis são mais comuns entre as crianças pequenas, em especial as que têm menos de três anos. Além disso, o estado de saúde (por exemplo, deficiências físicas e emocionais) e o temperamento/comportamento difícil (por exemplo, maior oposicionismo) também têm sido associados a um maior risco de maus-tratos. O NCCAN sugere que os traumas de infância, as dificuldades relacionadas com o abuso e a negligência no nascimento (por exemplo, parto prematuro, exposição a toxinas) e o envolvimento com grupos de pares anti-sociais são factores de risco para o abuso e a negligência de crianças.

No entanto, é importante notar que os investigadores sugeriram que os factores de risco da criança podem desempenhar um papel mais importante na manutenção de comportamentos abusivos e negligentes do que no seu início.[122]

Pai:

Vários factores relacionados com os prestadores de cuidados colocam as crianças em maior risco de abuso físico e negligência. No que respeita às mortes, as relacionadas com os maus-tratos físicos de crianças são mais frequentemente causadas por cuidadores do sexo masculino, incluindo os pais, e as associadas à negligência tendem a ser devidas às mães.

Além disso, os dados sugerem que os pais mais jovens são mais propensos a maltratar fisicamente os seus filhos e que as mães que cometem maus-tratos relatam uma diminuição das redes de apoio social.Kolko18 resume uma série de factores parentais associados aos maus-tratos infantis, incluindo os que têm uma história de abuso, aumento do stress, estratégias de enfrentamento desadaptativas (por exemplo, dificuldades de gestão da raiva, enfrentamento centrado nas emoções) e factores psicológicos (por exemplo, depressão).

Além disso, o abuso de substâncias pelos pais e os estilos parentais inconsistentes ou excessivamente controladores ou críticos têm sido associados a maus-tratos físicos e negligência. Os prestadores de cuidados que têm expectativas de desenvolvimento inadequadas em relação aos seus filhos e aqueles que demonstram atribuições negativas sobre os comportamentos dos seus filhos também correm um risco acrescido de maus-tratos.[123]

Família

Os modelos de base ecológica dos maus tratos a crianças sugerem que os maus tratos são um produto não só do contexto familiar imediato, mas também da relação da família com as influências ambientais circundantes.

De facto, embora os maus-tratos ocorram no contexto da relação entre pais e filhos, trata-se de um fenómeno complexo que resulta de uma interação entre a criança, os pais e factores sociais mais vastos. Assim, uma série de variáveis familiares, incluindo as interações da família com a comunidade em geral e os contextos sociais, podem colocar uma criança em risco acrescido de abuso e negligência.

Mais especificamente, as interações coercivas entre pais e filhos e as más relações familiares (por exemplo, coesão e satisfação limitadas), o desemprego, a pobreza, a discórdia conjugal, a exposição à violência doméstica e a falta de apoio social têm sido sugeridos como factores de risco para os maus-tratos.

Além disso, a NCCAN referiu que o baixo estatuto socioeconómico, os sem-abrigo, a violência na comunidade, as más escolas, os factores de stress da vida, o divórcio e a violência doméstica são variáveis familiares que aumentam a probabilidade de ocorrência de maus-tratos. De acordo com os investigadores, a pobreza, o abuso de substâncias, a depressão materna, o isolamento social e os acontecimentos negativos da vida (por exemplo, o stress familiar) foram identificados como factores de risco que têm sido preditivos de negligência específica.

Abordagens de tratamento

Após a ocorrência de maus-tratos físicos, as intervenções incluem as que visam a criança individualmente, as que se centram nos pais, o tratamento familiar e as abordagens multissistémicas. Para as famílias negligentes, as intervenções centram-se principalmente nos comportamentos parentais dos cuidadores. Estas intervenções são normalmente intensivas em termos de tempo e envolvem vários prestadores de serviços. Segue-se uma breve descrição de algumas das principais abordagens de tratamento do abuso físico e negligência de crianças.

Intervenções centradas na criança

O tratamento de crianças maltratadas e negligenciadas pode ser um desafio, porque não existe um quadro clínico consistente de uma criança maltratada. Assim, como refere Wurtele, existem vários domínios potenciais de intervenção (por exemplo, físico, cognitivo, comportamental, socio-emocional); um tratamento eficaz deve envolver uma avaliação exaustiva destes domínios para determinar os alvos necessários para a intervenção. As intervenções dirigidas a crianças vítimas de maus tratos físicos podem envolver inicialmente médicos para tratar as lesões físicas, bem como estabelecer as bases para uma posterior intervenção psicológica, psicossocial e jurídica. No caso de crianças negligenciadas, é provável que a intervenção inicial envolva também uma intervenção médica para estabelecer um ambiente estável e determinar o desenvolvimento, a educação e o estado de saúde médico e emocional da criança.[124]

As intervenções psicológicas para crianças maltratadas são concebidas para as ajudar a gerir as sequelas emocionais e comportamentais do abuso físico e da negligência. Essas intervenções incluem programas de tratamento diurno, terapia individual e sessões de terapia lúdica.

Embora os estudos tenham demonstrado a eficácia das intervenções centradas na criança, é necessário continuar a investigação nesta área, uma vez que a maioria destas investigações envolveu crianças pequenas e não diferenciou os tipos de abuso.[125]

Apesar de algumas limitações na literatura, o Centro Nacional de Investigação e Tratamento de Vítimas de Crime (NCVRTC) preparou recentemente um relatório que sintetiza os conhecimentos actuais sobre a eficácia das intervenções para o abuso e a negligência e com objectivos que envolvem a organização de abordagens de tratamento com apoio empírico de eficácia e eficiência

Embora alguns tratamentos no relatório recebam a classificação mais elevada, indicando um tratamento eficaz e apoiado empiricamente, a maioria dos tratamentos foi classificada apenas como "apoiada e aceitável" (ver Chambless e Ollendick para mais pormenores sobre os critérios de classificação de eficácia e eficiência). A maioria das intervenções para crianças vítimas de abuso e negligenciadas são abordagens terciárias

Intervenções centradas nos pais

Mais especificamente, os pais agressores demonstram frequentemente concepções negativas dos seus filhos (por exemplo, vendo comportamentos inócuos como desafiantes) e consideram que as únicas técnicas de disciplina eficazes são as que envolvem castigos físicos.[126]

Têm sido utilizadas intervenções para ajudar os prestadores de cuidados que maltratam a alterar estas percepções e a interromper os padrões coercivos que se desenvolvem com os seus filhos. Em geral, estas intervenções dirigem-se a crianças que apresentam problemas de comportamento e envolvem o ensino de competências aos pais para aumentar a conformidade da criança, diminuir os comportamentos perturbadores e aumentar as interações positivas entre pais e filhos.

Um modelo que é amplamente utilizado com pais fisicamente abusivos é a Terapia de Interação Pais-Filhos (PCIT), que tem recebido apoio como um tratamento aceitável. Quando aplicada aos maus-tratos físicos, a PCIT visa os défices na relação disfuncional entre pais e filhos que podem conduzir à violência.[127]

A PCIT tem demonstrado reduzir os problemas de comportamento das crianças e aumentar as interações positivas entre pais e filhos. Além disso, a PCIT tem demonstrado eficácia numa variedade de populações, com ganhos de tratamento que se generalizam ao longo do tempo,87 em ambientes,88 e até mesmo para irmãos não tratados.[128]

Várias outras intervenções de formação de pais utilizadas com famílias vítimas de maus-tratos incluem Patterson e Gullion' s90 Living With Children, Forehand' s91 Social Learning Parent Training, e Barkley' s92 Defiant Children

Intervenções centradas na família e multissistémicas

As intervenções centradas na família não só abordam variáveis individuais da criança (por exemplo, comportamento disruptivo) e dos pais (por exemplo, gestão da raiva), como também visam a relação pais-filhos e várias questões familiares (por exemplo, limites).93 Por exemplo, os programas intensivos de preservação da família (IFPP) fornecem intervenções que podem ser adaptadas às necessidades de uma família e podem envolver intervenção em situações de crise e modificação do comportamento para abordar uma variedade de factores de risco familiar.[129]

Estas intervenções destinam-se a evitar a colocação fora de casa de crianças maltratadas e negligenciadas e não só demonstraram evitar que as crianças sejam colocadas fora de casa, como também demonstraram melhorias no funcionamento da família (por exemplo, comunicação, problemas de comportamento).

Um programa adicional de tratamento familiar é o Programa de Educação Pais-Filhos, que visa a utilização do poder na disciplina e tem por objetivo estabelecer interações positivas entre pais e filhos. Este programa envolve a utilização de estratégias parentais eficazes, o aumento da conformidade, o reforço da relação pais-filhos e a aprendizagem de novas estratégias para lidar com o stress parental.[130]

Outra intervenção centrada na família é a Terapia Familiar Informada sobre Abuso Físico, que inclui cada membro da família e aborda a compreensão do comportamento coercivo, a resolução de problemas e as competências de comunicação. Este tratamento tem demonstrado melhorar os resultados das crianças relacionadas com o abuso e reduzir a violência quando comparado com os serviços comunitários tradicionais.[131]

De acordo com a perspetiva das abordagens multissistémicas, os comportamentos abusivos são mantidos através de interações entre uma variedade de factores dentro dos sistemas (por exemplo, família, escola, pares, sociedade) que rodeiam o comportamento.[132] Por conseguinte, estas abordagens de tratamento visam uma série de factores, incluindo problemas sistémicos, que podem ajudar as famílias a manter a motivação para a mudança, bem como a reduzir o nível de stress dos pais abusivos para que as preocupações terapêuticas possam ser abordadas.

As famílias abusivas podem apresentar uma grande variedade de disfunções que exigem a prestação de múltiplos serviços, e as abordagens multissistémicas e societais sublinham esta necessidade.

Uma abordagem bem conhecida para as famílias abusivas e negligentes é a Terapia Multissistémica (TMS). Embora tenha sido criada para combater o comportamento antissocial dos jovens, a TMS tem sido utilizada com famílias que maltratam e negligenciam e tem demonstrado melhorar as interações entre pais e filhos quando comparada com as abordagens de formação dos pais.

Organizações especializadas

Uma convicção fundamental de muitos grupos de defesa é que uma maior consciencialização da sociedade sobre os maus tratos pode ajudar a reduzir a sua prevalência. Nesta linha, existem várias organizações nacionais que se concentram em campanhas de educação pública sobre questões específicas de abuso.

O National Center on Shaken Baby Syndrome (Centro Nacional para a Síndrome do Bebé Sacudido), por exemplo, tem como missão educar os pais e os prestadores de cuidados infantis sobre os perigos de sacudir os bebés e promover a investigação sobre a prevenção da síndrome do bebé sacudido. O Centro também trabalha na formação de profissionais para prevenir e identificar casos de síndrome do bebé sacudido.

Do mesmo modo, a National Organization on Fetal Alcohol Syndrome (Organização Nacional para a Síndrome Alcoólica Fetal) trabalha através das comunidades para ajudar os defensores locais a avaliar e a abordar a prevalência da síndrome alcoólica fetal.

Existem também organizações com objectivos mais amplos que englobam questões relacionadas com o abuso e a negligência. A Child Welfare League of America, por exemplo, é uma organização de membros, dedicada ao bem-estar geral das crianças.

A agenda de defesa desta organização é vasta, lidando com uma série de questões inter-relacionadas, que vão desde os cuidados infantis, à gravidez na adolescência e às questões de abuso de substâncias pelos jovens. O abuso e a negligência de crianças também estão incluídos nesta agenda. Neste domínio, a Liga apoia abordagens baseadas na comunidade para prevenir o abuso e a negligência através do reforço das famílias, bem como para melhorar a capacidade do serviço de proteção à criança para lidar com os maus-tratos.

A Liga também chama a atenção para questões específicas relacionadas com o abuso, como o abandono de bebés. Tal como a Child Welfare League, o Children's Defense Fund prossegue uma agenda alargada orientada para as crianças, que inclui os problemas da falta de educação, pobreza e doença. Os seus esforços na área dos maus-tratos baseiam-se na convicção de que as parcerias entre as agências públicas de proteção da criança, outras agências e organizações que servem as crianças e as próprias famílias podem ser mais eficazes no combate aos maus-tratos. A CDF trabalha a nível nacional, estatal e local.

Uma terceira organização, Prevent Child Abuse America, também trabalha para defender as crianças a vários níveis. Esta organização serve para influenciar o processo legislativo, consciencializar e educar sobre o abuso e a negligência infantil.

A organização está também envolvida em esforços de investigação contínuos para seguir os padrões de prevenção do abuso de crianças e de fatalidades. [133]

ÂMBITO E FUTURO

A medicina dentária forense no futuro A identificação por meios dentários é uma técnica comprovada e validada que está bem estabelecida. A redução das cáries, juntamente com o aumento do tratamento ortodôntico que produz um sorriso uniforme, tornará a identificação dentária mais difícil.

A utilização de imagens 3D, a digitalização facial e dentária e o aumento da utilização de imagens "selfie" são vias que têm o potencial de resolver estas questões. Grande parte da investigação atualmente em curso no domínio da medicina dentária forense centra-se na melhoria da precisão da estimativa da idade, especialmente em torno das idades limiares de criança/adulto (16-21 anos).

Muitos estudos estão a desenvolver grupos de referência para diferentes etnias em todo o mundo. Isto está a melhorar a precisão, mas ainda não foi identificado o Santo Graal de um método altamente preciso e fiável e é provável que esse método venha de uma fonte química ou de ADN e não de fontes dentárias. A análise das marcas de mordedura tem de ser desenvolvida de forma mais objetiva se se pretende que continue a ser admissível em tribunal.

O desenvolvimento contínuo de técnicas de imagiologia tridimensional e de técnicas fotográficas de ultravioleta e infravermelhos afigura-se prometedor. O processamento digital de imagens está a eliminar alguma da subjetividade e os algoritmos informáticos são promissores na identificação e comparação de marcas de dentadas. No entanto, a capacidade de explicar as provas a um júri de uma forma compreensível continua a ser um desafio.

A formação das testemunhas em matéria de envolvimento do público e de clareza de discurso já ajuda e a utilização de imagens de computador, incluindo a renderização em 3D, está a ser desenvolvida. A composição genotípica das bactérias orais também pode ser utilizada para identificação e pode ajudar em casos de marcas de mordedura, provando que foi a saliva que deixou o ADN do suspeito. A cavidade oral humana tem uma grande combinação de flora bacteriana que pode ser única para cada indivíduo e transferida durante o ato de morder. As tecnologias emergentes aumentam a eficácia imparcial e a rapidez da análise e podem também reduzir os custos. [134]

Em vários países, discute-se a introdução desta disciplina no currículo da licenciatura em Cirurgia Dentária (BDS), uma vez que os dentistas devem ter um conhecimento adequado da ciência forense para poderem lidar com os casos médico-legais nas suas práticas futuras, mas isto é complicado a nível internacional devido à falta de controlo de qualidade no ensino.[135]

Além disso, a medicina dentária forense é um tópico particularmente complexo para os dentistas, muitos dos quais não estão preparados para lidar com a morte tão de perto. Por isso, parece sensato formar pessoas a nível de pós-graduação, onde é mais provável que se consiga chegar a algum tipo de acordo sobre os tópicos e protocolos que devem ser ensinados.

Os dentistas forenses não são obrigados a obter um resultado definido, mas são obrigados a ser conscienciosos, prudentes e imparciais.

A medicina dentária forense pode ser intelectualmente gratificante, mas as decisões tomadas podem ter consequências sociais significativas, especialmente quando se lida com provas em casos criminais, como abuso de crianças ou agressões sexuais, ou quando se identificam múltiplas vítimas. O tempo imprevisível do trabalho torna-o difícil de encaixar numa rotina clínica normal, o que significa que é frequentemente feito à noite, à hora de almoço ou à custa dos pacientes habituais. Muito poucos dentistas têm um papel forense a tempo inteiro e as oportunidades de investigação são limitadas devido ao financiamento deste trabalho numa base caso a caso pelas autoridades.

Além disso, a natureza do trabalho torna difícil a conceção de estudos científicos robustos utilizando casos reais que não afectem o processo de justiça e mantenham o respeito necessário pelos sujeitos. Embora a medicina dentária forense continue a ser reforçada pelos avanços tecnológicos, materiais melhorados e metodologias modernas, é interessante notar a semelhança no trabalho quotidiano entre hoje e há 50 anos.

Uma análise dos sucessos e erros do passado está a ajudar a melhorar o rigor da medicina dentária forense. Com um debate animado entre os dentistas forenses sobre metodologias, formação e validação, juntamente com a crescente evidência da investigação, a medicina dentária forense está a enfrentar os desafios do século XXI.[136]

CONCLUSÃO

Vários estudos demonstraram que existem grandes variações na forma, no tamanho, na estrutura, na forma, na localização/projeção das cúspides, como a garra, dos dentes, e existem variações mesmo no perfil facial e nas relações do queixo, que são únicas para cada indivíduo.

Os registos dentários de tais pistas são mais frequentemente utilizados na identificação. A Academia Americana de Odontopediatria recomenda a criação de um lar dentário, onde os dados clínicos são recolhidos, armazenados e actualizados regularmente. Esta provisão de dados ajuda na identificação de crianças desaparecidas/falecidas.

O odontopediatra desempenha um papel importante na análise de marcas de mordedura, lesões e maus-tratos infantis. O pedodontista preocupa-se com a gestão adequada, o exame, a avaliação e a preservação de provas dentárias de crianças em processos judiciais civis ou criminais no interesse da justiça. Com o aparecimento de medidas legais como a Lei da Justiça Juvenil (Cuidados e Proteção das Crianças) de 2000, a Lei de Proteção das Crianças contra Crimes Sexuais de 2011, a CHILDLINE (um serviço telefónico de emergência gratuito de 24 horas para crianças que necessitam de cuidados e proteção), a Comissão Nacional para a Proteção dos Direitos da Criança para os direitos e a proteção das crianças, os profissionais de medicina dentária que trabalham no sector público e privado na Índia são obrigados a salvaguardar os direitos e a proteção das crianças, actuando como peritos em investigação forense no que diz respeito à identificação, estimativa da idade e deteção de abusos relacionados com a especialidade dentária.

As provas dentárias desempenham um papel importante no estabelecimento da identidade do corpo desconhecido e das vítimas vivas de abuso infantil, agressão sexual e outras formas de violência doméstica. Atualmente, as pistas dentárias são as mais utilizadas na identificação.

Um pedodontista desempenha um papel importante nos casos de abuso e negligência de crianças, na análise de marcas de dentadas, em mortes e lesões criminais/naturais, etc. No futuro, a investigação forense digital/computacional é necessária para a identificação. A recolha de impressões digitais de ADN e o papel dos dentes como fonte de material de ADN são os métodos mais utilizados no futuro pela medicina legal.

O odontologista forense deve dedicar-se ao sistema jurídico e respeitar a ética. Assim, o pedodontista preocupa-se com a gestão, o exame, a avaliação e a preservação corretos das provas dentárias infantis em processos penais ou civis, no interesse da justiça.

Os estudos sugerem que a fraternidade dentária tem menos conhecimentos em matéria de medicina legal (Almutairi *et al* 2018; Gambhir *et al* 2016). Além disso, o conhecimento sobre a sua aplicação em crianças pode ser ainda menor.

A presente revisão é um esforço para explicar o âmbito da odontologia forense na perspetiva de um odontopediatra, com uma visão das actualizações neste campo, o que pode ajudar a chegar a uma conclusão adequada e precisa quando se trabalha com crianças. É possível realizar mais investigação em cada uma das áreas, o que alargará o âmbito e abrirá caminho a resultados melhores e mais fiáveis.

O registo dos achados orais postmortem é útil para uma futura comparação com os registos antemortem. A acessibilidade à cavidade oral é essencial para o registo dos dados postmortem.

Tentámos um procedimento, que é fácil de executar, para obter acessibilidade total à cavidade oral, onde a acessibilidade é difícil, através de incisão bilateral desde o ângulo da boca até ao trago das orelhas e reflexão do tecido. Considerámos que o procedimento acima descrito não só é mais simples como também mais rápido. [137]

Bibliografia:

1) Acharya AB, Sivapathasundaram B. Odontologia forense. In: Rajendran R, Sivapathasundaram B, editores. Shafer's Textbook of Oral Pathology (Manual de Patologia Oral de Shafer). 6ª ed. Índia: Reed Elsevier India Pvt. Ltd.; 2009. p. 871-99

2) Carl KK Leung.Odontologia Forense. Dental Bulletin 2008;13(11).

3) Vinutha YJ, Krishnapriya V, Shilpa G, Vasanti D. Medicina dentária forense: A perspetiva de um pedodontista. J Med Radiol Pathol Surg 2015;1:8-14

4) Brumit PC, Stimson PG. História da medicina dentária forense. In: Senn DR, Stimson PG, editores. Forensic Dentistry (Medicina Dentária Forense). 2ª ed. Boca Raton: CRC Press; 2010. p. 17-8

5) Shamim T. Codificação indiana simplificada proposta para a identificação dentária forense. J Coll Physicians Surg Pak 2014;24:609-10.

6) Lakshmappa A, Guledgud MV, Patil K. Tempos e padrões de erupção dos dentes permanentes em crianças em idade escolar da Índia. Indian J Dent Res 2011;22:755-63

7) Stavrianos C, Stavrianou I, Dietrich E, Kafas P. Métodos de identificação humana em medicina dentária forense: A review. Internet J Forensic Sci 2008;4

8) Pertiwi AS, Sasmita IS. Oral and dental aspct of child abuse and neglect. Dent J 2006;39(2):68-71

9) Shah S. Marcas de mordedura: Uma ferramenta potente na medicina dentária forense: A review. Revista internacional de investigação médica e de saúde. 2017;3(3):21 **-23.**

10) Dongre P' J, Patil RU, Patil SS. Aplicação da odontologia forense em Odontopediatria: Uma breve comunicação J Dent Allied Sei. 2017:6:17-21

11) Jain N, Lattoo S. Estimativa da idade e metodologia dentária. Em: Jain N, editor. Textbook of Forensic Odontology (Livro de texto de odontologia forense). Índia: Jaypee Brothers Medical Publishers; 2013. p. 78-109

12) Malhotra S, Gupta V, Alam A. Abuso e negligência de crianças: Role of dentist in detection and reporting. Jornal de educação e **ética em** medicina dentária. 2013:3(1):2-5

13) Amoedo O. L'Art Dentaire en Medicine Legale. Paris: Masson et Cie; 1898.

14) A BriefHistory of Forensic Odontology since 1775 Robert Michael Bruce-Chwatt MBBS (London) MTFM (RCP&S, Glasgow) (Senior Forensic Medical Examiner)

15) Jornal de Ciências Dentárias Forenses : Uma década de odontologia forense na Índia

16) Luntz LL. History of forensic dentistry (História da medicina dentária forense). Dent Clin North Am 1977;21:7-17 Forensic Dentistry by David R. Senn & Paul G. Stimson : 2nd Edition

17) . Jain N. Ciências forenses: A perspetiva histórica e os ramos. In: Jain N, editor. Textbook of Forensic Odontology (Livro de texto de odontologia forense). Índia: Jaypee Brothers Medical Publishers; 2013. p. 1-9

18) Papel da radiologia na odontologia forense: um artigo de revisão por T.Chandrasekhar & P.Venilla.

19) Shamim T, Ipe Varughese V, Shameena PM, Sudha S. Odontologia forense: uma nova perspetiva. Atualização médico-legal 2006; 6:1-4.

20) Avon SL. Odontologia forense: os papéis e responsabilidades do dentista. J Can Dent Assoc 2004; 70:453-8.

21) Shamim T, Sudha S, Shameena PM, Ipe Varghese V. Uma visão da odontologia forense. Kerala Dent J 2006; 29:45-7.

22) Shamim T, Ipe Varghese V, Shameena PM, Sudha S. Marcas de dentadas humanas: as marcas de ferramentas da cavidade oral. J Indian Acad Forensic Med 2006; 28:52-4.

23) Shamim T, Ipe Varghese V, Shameena PM, Sudha S. Estimativa da idade: uma abordagem dentária. J Punjab Acad Forensic Med Toxicol 2006; 6:14-6.

24) Shamim T, Ipe Varghese V, Shameena PM, Mahesh MR. Odontologia forense para o resgate: um relato de caso. Atualização médico-legal 2006; 6:115-8.

25) Shamim T. Odontologia forense. J Coll Physicians Surg Pak 2010;20:1-2.

26) Shamim T. Uma nova classificação de trabalho proposta para a odontologia forense. J Coll Physicians Surg Pak 2011;21:59.

27) Shamim T. Odontologia forense. J Coll Physicians Surg Pak 2012;22:240-5.

28) Lakshmappa A, Guledgud MV, Patil K. Tempos e padrões de erupção dos dentes permanentes em crianças em idade escolar da Índia. Indian J Dent Res 2011;22:755-63.

29) Shamim T. Uma classificação simples do tipo de trabalho proposta para as manifestações orais dos distúrbios endócrinos. Int J Stomatol Occlusion Med 2015;8:53-4.

30) Shamim T, Renjini PS. Caninos permanentes maxilares e mandibulares impactados bilaterais

assintomáticos: Serendipidade no departamento de ambulatório dentário. J Korean Assoc Oral Maxillofac Surg 2017;43:427-8.

31) Nagarathna C, Shakuntala BS, Mathew S, Krishnamurthy NH, Yumkham R. Displasia cleidocraniana com retenção de dentes decíduos numa rapariga de 15 anos: Um relato de caso. J Med Case Rep 2012;6:25.

32) Malik P, Saha R, Agarwal A. Aplicabilidade do método de avaliação da idade de Demirjian numa população feminina do Norte da Índia. Eur J Paediatr Dent 2012;13:133- 5.

33) Bhayya DP, Shyagali TR. Lesões traumáticas nos dentes decíduos de crianças de 4 a 6 anos de idade em idade escolar na cidade de Gulbarga, Índia. Um estudo de prevalência. Oral Health Dent Manag 2013;12:17-23.

34) Gojanur S, Yeluri R, Munshi AK. Prevalência e etiologia de lesões traumáticas nos dentes anteriores entre crianças de 5 a 8 anos de idade em idade escolar na cidade de Mathura, Índia: Um estudo epidemiológico. Int J Clin Pediatr Dent 2015;8:172-5.

35) Singh S, Pawar M. Morfologia do canal radicular dos dentes pré-molares inferiores indianos do sul da Ásia. J Endod 2014;40:1338-41.

36) Dabawala S, Chacko V, Suprabha BS, Rao A, Natarajan S, Ongole R, et al. Avaliação das dimensões da câmara pulpar de molares primários a partir de radiografias bitewing. Pediatr Dent 2015;37:361-5.

37) Haridoss S, Swaminathan K, Rajendran V, Rajendran B. Primeiro molar mandibular primário com raiz única. BMJ Case Rep 2014;2014. pii: bcr2014206347.

38) Nagaven NB, Umashankara KV. Radix entomolaris e paramolaris em crianças: Uma revisão da literatura. J Indian Soc Pedod Prev Dent 2012;30:94-102.

39) Hemasathya BA, Balagopal S. Um estudo de restaurações de compósito como uma ferramenta na identificação forense. J Forensic Dent Sci 2013;5:35-41.

40) Shwetha G, Chandra P, Anandakrishna L, Dhananjaya G, Shetty AK, Kamath PS, et al. Validação de diferentes meios auxiliares de diagnóstico na deteção de cáries oclusais em molares primários: Um estudo in vitro. J Indian Soc Pedod Prev Dent 2017;35:301-6.

41) Vandrangi SK, Radhika MB, Paremala K, Reshma V, Sudhakara M, Hosthor SS, et al. Papel adjuvante das restaurações dentárias na identificação pessoal de vítimas de queimaduras. J Oral Maxillofac Pathol 2016;20:154-61.

42) Nirwan M, NigamAG, Marwah N, Nayak UA, BansalA, Gahlot MS, et al. A comparative evaluation of retention of pit and fissure sealant bonded using sixth-, seventh-, and eighth-generation adhesives: Um estudo in vivo. J Indian Soc Pedod Prev Dent 2017;35:359-66.

43) Setia V, Pandit IK, Srivastava N, Gugnani N, Sekhon HK. Mantenedores de espaço em medicina dentária: Do passado ao presente. J Clin Diagn Res 2013;7:2402-5.

44) Shamim T. Abuso sexual: Perspetiva dentária. Irão J Saúde Pública 2016;45:106.

45) Kaur H, Vinod KS, Singh H, Arya L, Verma P, Singh B, et al. Maus-tratos a crianças: Inquérito transversal a dentistas gerais. J Forensic Dent Sci 2017;9:24-30.

46) Hill AJ, Hewson I, Lain R. The role of the forensic odontologist in disaster victim identification: Lessons for management. Forensic Sci Int 2011;205:44-7.

47) Kolude B, Adeyemi BF, Taiwo JO, Sigbeku OF, Eze UO. O papel do dentista forense após uma catástrofe em massa. Ann Ib Postgrad Med 2010;8;111-7.

48) Gnanasundaram N. Tooth for truth (A glória da medicina dentária forense). J Forensic Dent Sci 2010;2:51-2.

49) Becker DB, Needleman HL, Kotelchuck M. Abuso de crianças e medicina dentária: Traumatismo orofacial e seu reconhecimento pelos dentistas. J Am Dent Assoc 1978;97:24-8

50) Pramod JB, MaryaA, Sharma V. Role of forensic odontologist in post mortem person identification (Papel do odontologista forense na identificação de pessoas post mortem). Dent Res J (Isfahan) 2012;9:522-30.

51) Venegas et al. Palatal Rugae: Systematic Analysis of its Shape and Dimensions for Use in Human Identification, Int. J. Morphol. 2009:7(3):819-825.

52) Kapali S, Townsend G, Richards L, Parish T. alatal rugae patterns in Australian aborigines and caucasians. Aust Dent J 1997;42:129-33. doi:10.1111/j.1834- 7819.1997.tb00110.x PMid:9153843

53) Thomas CJ, Kotze TW Jr. O padrão das rugas palatinas em seis populações humanas da África Austral. J Dent Assoc South Africa 1983;38:547-53. PMid:6243060

54) Alberta Kumar DA J Taxas de decomposição numa região de clima frio: Uma análise dos casos de decomposição avançada do gabinete do médico-legista de Edmonton. Forensic Sci 1998;43:57-61

55) Utsuno H, Kanoh T, Tadokoro O, Inoue K. Estudo preliminar da identificação post mortem utilizando impressões labiais. Forensic Sci Int 2005;149:129-32. doi:10.1016/j.forsciint.2004.05.013 PMid:15749352

56) Saraswathi TR, Mishra G, Ranganathan K. Estudo de impressões labiais. J Forensic Dent Sci 2009;1:28-31 (citatação) doi:10.4103/0974-2948.50885

57) Sivapathasundharam B, Prakash PA, Sivakumar G. Impressões labiais (cheiloscopia). Indian J Dent Res 2001;12:234-7. PMid: 11987663

58) Sweet D, Hildebrand D, Phillips D. Identificação de um esqueleto utilizando ADN de dentes e um esfregaço de PAP. J Forensic Sci 1999;44:630-3

59) Merchant G. Should we screen kids' brains and genes to ID future criminals? Am J Bioeth 2012.

60) Reichs KJ. Comparação quantificada dos padrões do seio frontal por meio de tomografia computorizada. Forensic Sci Int 1993;61:141-68.

61) Rocha Sdos S, Ramos DL, Cavalcanti Mde G. Aplicabilidade da reconstrução facial em 3DCT na identificação forense de indivíduos. Pesqui Odontol Bras 2003;17:24-8

62) Carvalho SP, Silva RH, Lopes C, Peres AS. Utilização de imagens para identificação humana em odontologia forense. Radiol Bras. 2009;42:125-30

63) . Hemanth M, Vidya M, Shetty N, Karkera BV. Identificação de indivíduos usando rugas palatinas: Método computorizado. J Forensic Dent Sci 2010;2:86-90.

64) Patel J, Singh HP, Paresh M, Verma C. Odontologia forense na área da informática e da tecnologia. Int J Med Dent Sci 2013;2(1):59-64.

65) Conselho Americano de Odontologia Forense. A utilização de um material termoplástico para a identificação de restos mortais humanos é limitada. Northwest Dent 2004;83:21-2

66) Cottone JA, Standish SM (1982) Outline of Forensic odontology.Year book, Chicago.

67) Nayak S, George R, Shenoy A, Sundharam S. Estimativa da idade em odontologia forense - Uma revisão. Int J Sci Res 2014;3:333-8.

68) Saunders E. The Teeth a Test of Age, Considered with Reference to the Factory Children, Addressed to the Members of Both Houses of Parliament. London: Renshaw; 1837.

69) Müller N. To Determine the Age of People with Special Attention to Wisdom Teeth-Tese

Médica, Erlangen-Nuremberga, Alemanha; 1990.

70) Senn DR, Stimson PG. Forensic Dentistry. 2ª ed. Boca Raton, FL: CRC Press; 2010. p. 264-5.

71) Miles AE. The assessment of age from the dentition (A avaliação da idade a partir da dentição). Proc R Soc Med 1958;51:1057-60.

72) Moorrees CF, Fanning EA, Hunt EE Jr. Formação e reabsorção de três dentes decíduos em crianças. Am J Phys Anthropol 1963;21:205-13.

73) Demirjian A, Goldstein H, Tanner JM. Um novo sistema de avaliação da idade dentária. Hum Biol 1973;45:211-27

74) Gordon I, Turner R, Price TW. Medical Jurisprudence. 3ª ed. Edimburgo e Londres: Livingstone Ltd.; 1953. p. 343-72.

75) Gonzales TA, Vance M, Helpern M, Umberger CJ. Legal Medicine Pathology and Toxicology. 2ª ed. NY, EUA: Appleton Century Crofts, Inc.; 1954. p. 46.

76) Scot DB. Provas dentárias em identificação e criminologia. In: Gradwohl EN, editor. Legal Medicine (Medicina Legal). 3ª ed., Chicago, EUA. Chicago, EUA: A John Wright and Sons Ltd.; 1954. p. 452-78.

77) Pretty IA. A utilização de técnicas de envelhecimento dentário na prática odontológica forense. J Forensic Sci 2003;48:1127-32.

78) Moore GE. Alterações de idade que ocorrem nos dentes. J Forensic Sci 1970; 10:179-80.

79) Sema AP, Murat Y, Canturk N, Dagalp R. Métodos diretos e indirectos de estimativa da idade forense para dentes decíduos. J Forensic Res 2015;6:2.

80) Campos FE. Gradwohl's Legal Medicine. 3ª ed. Bombaim, Índia: K. M. Varghese Company; 1976. p. 140-1.

81) Helm S, Prydso U. Avaliação da idade da morte a partir do desgaste dos molares mandibulares em dinamarqueses medievais. Scand J Dent Res 1979;87:79-90.

82) Kaul SS, Pathak RK, Santosh. Emergência de dentes decíduos em crianças Punjabi, no Norte da Índia. Z Morphol Anthropol 1992;79:25-34.

83) Foti B, Lalys L, Adalian P, Giustiniani J, Maczel M, Signoli M, et al. Nova abordagem forense à determinação da idade em crianças com base na erupção dentária. Forensic Sci Int

2003;132:49-56

84) Gustafson G. Determinação da idade nos dentes. J Am Dent Assoc 1950;41:45-54.

85) Ogino T, Ogino H, Nagy B. Aplicação da racemização do ácido aspártico à odontologia forense: Designação post mortem da idade da morte. Forensic Sci Int 1985;29:259- 67.

86) Kvaal S, Solheim T. Fluorescência da dentina e do cemento em segundos pré-molares inferiores humanos e sua relação com a idade. Scand J Dent Res 1989;97:131-8.

87) Jagannathan N, Neelakantan P, Thiruvengadam C, Ramani P, Premkumar P, Natesan A, et al. Estimativa da idade numa população indiana utilizando o rácio de volume polpa/dente de caninos mandibulares obtido a partir de tomografia computorizada de feixe cónico. J Forensic Odontostomatol 2011;29:1-6.

88) Hegde RJ, Sood PB. A maturidade dentária como indicador da idade cronológica: Avaliação radiográfica da idade dentária em crianças de 6 a 13 anos de idade de Belgaum utilizando métodos Demirjian. J Indian Soc Pedod Prev Dent 2002;20:132-8. [PUBMED]

89) Willems G, Van Olmen A, Spiessens B, Carels C. Estimativa da idade dentária em crianças belgas: A técnica de Demirjian revisitada. J Forensic Sci 2001;46:893-5

90) Willems G. A review of the most commonly used dental age estimation techniques. J Forensic Odontostomatol 2001;19:9-17.

91) Ramakrishnan. K et al. Determinação do sexo em odontologia forense: A review. Journal of **pharmacy &** hioallied sciences. 2015;7(2)398-402.

92) Kalishtu SN, Doggalli N. Determinação do género pelo odontologista forense: Uma revisão de vários métodos. 10SR Journal of Dental and Medical Sciences. 2016;15(11):78-85

93) . R. Sidhu. S. Chandra, P. Devi, N. Taneja, K. Sah, N. Kaur. Forensic importance of maxillary sinus in gender determination; A rnorphomctric analysis from Western Uttar Pradesh, India. European J of General Dentistry. 2014; 3:1

94) C. Saikiran, T. Khaitan, P. Ramaswamy, S. Sudhakar, B. Smitha, G. Uday. Papel dos caninos mandibulares no estabelecimento do género. Jornal Egípcio de Ciências Forenses 2014:4:71-74.

95) N. Jain. Tooth-A Key Aid in Establishing Identity of Deceased Individuals (Dente - uma ajuda fundamental para estabelecer a identidade de indivíduos falecidos). Dentistry.2013; 3.165.

96) Khangura RK, Sircar K, Singh S. Rastogi V. Determinação do sexo utilizando a dimensão mesiodistal dos incisivos e caninos maxilares permanentes. J Forensic Dent Sci. 2011;3:81-5.

97) Acharya AB. Mainali S. Univariate sex dimorphism in the Nepalese dentition and the use of discriminant functions in gender assessment (Dimorfismo sexual univariado na dentição nepalesa e utilização de funções discriminantes na avaliação do género). Forensic Sci Int. 2007;173:47-56.

98) Harris EF, Nweeia MT. Tamanho do dente dos índios Ticuna, Colômbia, com comparações fenéticas com outros ameríndios. Am J Phys Anthropol. 1980;53:81-91

99) Lakhanpal M. Gupta N, Rao NC, Vashisth S. Variações da dimensão dentária como determinante do género nos dentes maxilares permanentes. JSM Dent 2013;1:1014.

100) Aitchison J. Sex differences in teeth, jaws and skulls (Diferenças de sexo nos dentes, maxilares e crânios). Dent Tract 1964;14;52- 7

101) NG Rao, NN Rao, ML, Pai, MS Kotian. Índice canino mandibular - Uma pista para estabelecer a identidade sexual. Forensic Scant 1989;42:249- 54

102) Khanna KS. Eficácia da determinação do sexo a partir do tecido da polpa dentária humana e a sua fiabilidade como ferramenta na medicina dentária forense. J Int Oral Health 2015;7 Suppl 2:10-6

103) Renzi H, Radlanski R. Homo J Comp Human Biol 2006;57:29.

104) Furness J. Am JForensic Med Pathol 1981; 2:49-52

105) Stavrianos C, Tatsis D, Stavrianou P, Karamouzi A, Mihail G, Mihailidou D. Distância intercanina como método de reconhecimento de marcas de mordidelas induzidas em casos de abuso infantil. Res J Biol Sci 2011;6:25-9.

106) Academia Americana de Odontopediatria. Diretrizes sobre aspectos orais e dentários do abuso e negligência de crianças. Pediatr Dent 2014;36:167-70.

107) Bhargava K, Bhargava D, Rastogi P, Paul M, Paul R, Jagadeesh HG, *et al.* Documento de investigação de revisão sobre uma panorâmica da análise de marcas de dentadas. J Indian Acad Forensic Med 2012;34:61-

108) Sharma G, Yadav D, Singh H, Aggarwal AD, Sandhu R. Bite mark analysis-an important tool in crime investigation. J Indian Acad Forensic Med 2006;28:971-3

109) Naik V, Prakash S, Sharma KP, Shivaprasad S, Ashok L. Avaliação e limitações na

estimativa da idade com anulações do cemento dentário (TCA) e efeito da regressão periodontal na TCA. Int J Innov Res Stud 2014;3:1054-65

110) Peterson L, Brown D. Integrando a investigação sobre lesões infantis e abuso-negligência: Histórias comuns, etiologias e soluções. Psychological Bull. 1994;116(2): 293-315

111) Helfer RE. A review of the literature on the prevention of child abuse and neglect. Child Abuse and Neglect. 1982;6:251-261

112) Centro Nacional de Informações sobre Abuso e Negligência de Crianças . Série de Estatutos Estaduais sobre Abuso e Negligência de Crianças de 2003 Statutes-at-a-Glance: Definições de abuso e negligência de crianças. Washington, DC: Departamento de Saúde e Serviços Humanos dos EUA; 2003

113) Hansen DJ, Sedlar G, Warner-Rogers JE. Child physical abuse. In: Ammerman RT, Hersen M, eds. Assessment of Family Violence: A Clinical and Legal Sourcebook. New York: Wiley; 1999:127-156

114) Zuravin SJ. Research definitions of child physical abuse and neglect: Problemas actuais. In: R. H. Starr J, Wolfe DA, eds. The Effects of Child Abuse and Neglect: Issues and Research. New York: Guilford; 1991:100-128.

115) Barnett OW, Miller-Perrin, C.L., e Perrin, R.D. Family Violence Across the Lifespan: An Introduction. Thousand Oaks: Sage; 1997

116) Sedlak AJ, Broadhurst DD. Executive Summary of The Third National Incidence Study of Child Abuse and Neglect (Resumo Executivo do Terceiro Estudo Nacional de Incidência de Abuso e Negligência de Crianças). Washington, DC: Departamento de Saúde e Serviços Humanos dos EUA; 1996

117) Straus MA, Smith C. Violence in Hispanic families in the United States: Taxas de incidência e interpretações estruturais. In: Straus MA, Gelles RJ, eds. Physical Violence in American Families. New Brunswick, NJ: Transaction Publishers; 1990:341-367.

118) Daro D. Confronting Child Abuse Research for Effective Program Design (Investigação sobre o abuso de crianças para uma conceção eficaz de programas). New York: Free Press; 1988

119) Crume T, DiGuiseppi C, Byers T, Sirotnak A, Garrett C. Underascertainment of child maltreatment fatalities by death certificates, 1990-1998. Pediatrics. 2002;110(2):1-6.

120) United States Advisory Board on Child Abuse and Neglect A Nation's Shame: Fatal Child Abuse and Neglect in the United States (Abuso e negligência fatais de crianças nos Estados Unidos). Washington, DC: Departamento de Saúde e Serviços Humanos dos EUA; 1995

121) Straus MA. Castigos corporais, abuso infantil e espancamento de mulheres: O que é que têm em comum? In: Finkelhor D, Gelles RJ, Hotaling GT, Straus MA, eds. The Dark Side of Families: Current Family Violence Research. Newbury Park, CA: Sage; 1983

122) Kolko DJ. Child physical abuse. In: Myers JEB, Berliner L, Briere J, Hendrix CT, Jenny C, Reid TA, eds. The APSAC Handbook on Child Maltreatment (2ª ed.). Thousand Oaks, CA: Sage; 2002:21-54

123) Wurtele S. Victims of Child Maltreatment (Vítimas de maus-tratos a crianças). In: Singh N, ed. Applications in Diverse Populations (Aplicações em Populações Diversas). Vol 9. 1 ed: Elsevier; 1998:341-358

124) Oates RK, Bross DC. What have we learned about treating child physical abuse? Uma revisão da literatura da última década. Child Abuse and Neglect. 1995; 19: 463-473

125) Chaffin M, Silovsky JF, Funderburk B, Valle LA, Brestan EV, Balachova T. Parent-child interaction therapy with physically abusive parents: Eficácia na redução de futuras denúncias de abuso. J. of Consulting and Clinical Psychology. 2004;72:500-510

126) Urquiza A. Terapia de interação pais-criança (PCIT). In: Saunders BE, Berliner L, Hanson RF, eds. Child Physical and Sexual Abuse: Guidelines for Treatment (Relatório Revisto: 26 de abril de 2004). Charleston, SC: Centro Nacional de Investigação e Tratamento de Vítimas de Crime; 2004.

127) Brestan EV, Eyberg SM, Boggs SR, Algina J. Terapia de interação pais-criança: As percepções dos pais sobre os irmãos não tratados. Child and Family Behavior Therapy. 1997;19:13-28.

128) Haapala DA, Kinney JM. Evitar a colocação fora de casa de infractores de alto risco através da utilização de serviços intensivos de preservação da família. Criminal Justice and Behavior (Justiça Criminal e Comportamento). 1988;15:334-348

129) Wolfe DA. Programa de educação de pais e filhos para pais fisicamente abusivos. In: Saunders BE, Berliner L, Hanson RF, eds. Child Physical and Sexual Abuse: Guidelines for Treatment (Relatório Revisto: 26 de abril de 2004). Charleston, SC: Centro Nacional de Investigação e Tratamento de Vítimas de Crime; 2004.

130) Kolko DJ. Terapia cognitivo-comportamental individual e terapia familiar para crianças vítimas de abuso físico e seus pais agressores: Uma comparação de resultados clínicos. Child Maltreatment. 1996;1:322-342.

131) Bronfenbrenner U. A ecologia do desenvolvimento humano: Experiments by Nature and Design. Cambridge, MA: Harvard University Press; 1979.

132) Henggeler SW, Schoenwald SK, Borduin CM, Rowland MD, Cunningham PB. Multisystemic Treatment of Antisocial Behavior in Children and Adolescents [Tratamento Multissistémico do Comportamento Anti-Social em Crianças e Adolescentes]. New York: Guilford; 1998.

133) Singh NN, Gowhar O, Ain TS, Sultan SS. Explorando tendências em odontologia forense. J Clin Diagn Res (JCDR) 2014; 8: ZC28- ZC30

134) Avon SL. Odontologia forense: as funções e responsabilidades do dentista. J Can Dent Assoc 2004; 70: 453-458.

135) Vermylen Y. Diretrizes em odontologia forense: aspectos legais. Forensic Sci Int 2006; 159(Suppl): S6-S8.

136) Prakash A, Kshetrimayum N, Karunakara BC, Tandur A, Patil RU, Shetty RS. Correlação das caraterísticas condilares, morfologia facial e largura sinfisária em pacientes pré-adolescentes de classe II. J Res Adv Dent 2015;4:122-9

137) Manual de Referência da AAPD. Política sobre programas de identificação de crianças. Pediatr Dent 2012;37:31-2.

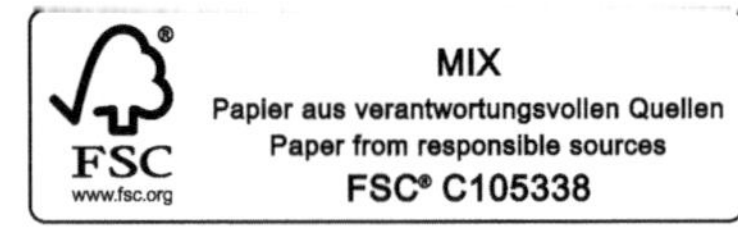

Printed by Books on Demand GmbH, Norderstedt / Germany